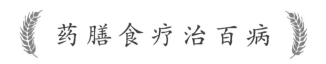

药膳食疗治百病

男科疾病食疗药膳

主　编　朱红霞

U0297465

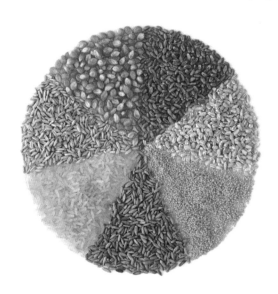

中国医药科技出版社

内 容 提 要

药膳是药材与食材相配而做成的美食。药膳食疗是取食物之味与药材之性，以达到养生保健之功。本书介绍了药膳的基本概况，男科疾病的致病特点、病因病机及治疗治则等，重点介绍了防治男科疾病的药膳常用药材及药膳食疗方。读者可依据自身情况，灵活选择。本书适合于男科疾病患者或者注重养生保健的男性读者阅读，对于从事男科专业的工作者也有很好的参考价值。

图书在版编目（CIP）数据

男科疾病食疗药膳 / 朱红霞主编 . — 北京：中国医药科技出版社，2018.3
（药膳食疗治百病）

ISBN 978-7-5067-9962-1

Ⅰ . ①男… Ⅱ . ①朱… Ⅲ . ①男性生殖器疾病—食物疗法—食谱 Ⅳ . ① R247.1 ② TS972.161

中国版本图书馆 CIP 数据核字（2018）第 017161 号

美术编辑 陈君杞

版式设计 南博文化

出版 中国医药科技出版社

地址 北京市海淀区文慧园北路甲 22 号

邮编 100082

电话 发行：010-62227427 邮购：010-62236938

网址 www.cmstp.com

规格 710×1000mm $^1/_{16}$

印张 10 $^1/_2$

字数 155 千字

版次 2018 年 3 月第 1 版

印次 2018 年 3 月第 1 次印刷

印刷 北京盛通印刷股份有限公司

经销 全国各地新华书店

书号 ISBN 978-7-5067-9962-1

定价 32.00 元

编委会

主　　编　朱红霞

副 主 编　刘　莉　乡世健　王标辉

编　　委　（以姓氏笔画为序）

王婉菱　陈兴兴　荣紫威

翁立冬　潘林燕

药膳发源于我国传统中医药文化和烹饪饮食文化，它是在中医药理论的指导下，将中药与适宜的食物相配伍，经加工烹制而成的膳食，可以"寓医于食"，使"药借食味，食助药性"，在人类的养生保健、防病治病史上起到了重要的作用。药膳具有悠久的历史和广泛的群众基础，随着社会的发展，人们更加崇尚自然，注重养生康复，因此，取材天然、防治兼备的中医药膳将会受到越来越多人的关注。

药膳的产生和发展是以中医理论体系为基础，中医认为"阴阳失衡，百病始生"，人体的衰弱失健或疾病的发生发展皆与阴阳失调有着重要关系。如何调整阴阳失调，张景岳有云："欲救其偏，则惟气味之偏者能之。"食物与药物一样，皆有形、色、气、味、质等特性，或补或泻，都是协调阴阳，以平为期，通过补虚扶弱，调整脏腑气机或祛病除邪，消除病因来防病治病、强身益寿。同时药膳还应当遵循因人、因地、因时、因病而异的原则，所谓得当则为宜，失当则为忌，做到"审因用膳"和"辨证用膳"，即要注意考虑年龄、体质、健康状况、患病性质、季节时令、地理环境等多方面因素，并配合优质的原料和科学的烹制方法，方能发挥药膳的治病和保健作用。

本书以男科疾病的药膳调养为主要内容，分为四个部分，第一部分简要介绍药膳的基本概况，如起源与发展、特点、分类、应用原则、制作方法及注意事项等。第二部分简述了男科疾病的病因病机及治疗治则等，尤其提示了中医对该病症的治疗方法。第三部分介绍了男科疾病药膳常用药材的来源、性味归经、功能主治、选购提示及注意事项。第四部分精心选择了取材方便而确有效果的食疗方，详细介绍了其配方、功效、制法、食法。读者可依据自身情况，灵活选择。

作者在编写本书过程中，参阅了诸多著作，未能全部一一列出，谨此对相关专家表示衷心的感谢。本书融科学性和实用性为一体，内容丰富，希望能成为珍惜生命、崇尚健康、热爱生活者的良师益友。但需强调的是食治不能代替药治，患病者还应当及时就医，以免贻误病情。

限于水平、时间和精力，如有疏漏不足之处，恳请同行专家及广大读者不吝赐教与指正。

编者

2017年12月

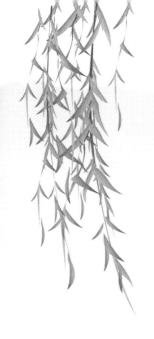

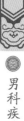

目 录

男科疾病

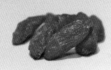

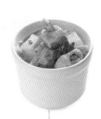

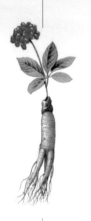

男科疾病食疗药膳

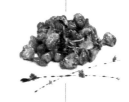

粥类　136

茶类 148

药酒类 151

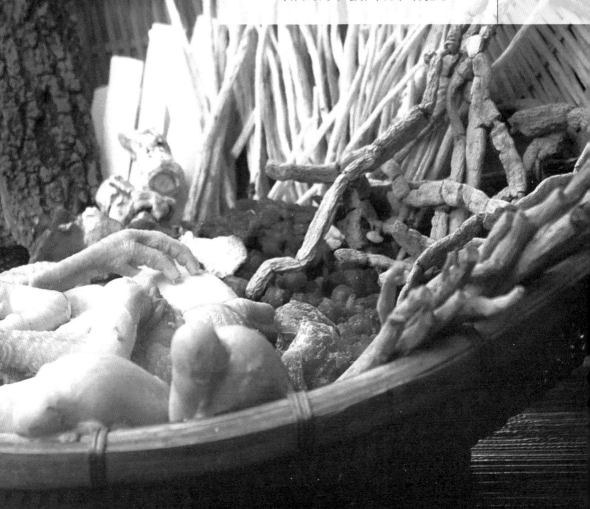

药膳，既是中国传统医学的一种治疗方法，也是中华民族独具特色的饮食形式之一。药膳文化历史悠久，源远流长，为人类的健康长寿作出了积极的贡献。近年来，随着人们对绿色生活的推崇，味道宜人、营养丰富、能够防病治病的药膳得到了越来越多人的青睐，一股药膳热潮已经兴起。作为民族医学和传统饮食完美结合的产物，药膳这一带有中国古老而神秘色彩的东方文化，正在走出国门，迈向世界。今天，就让我们揭开药膳的神秘面纱，去探寻其中的奥妙。

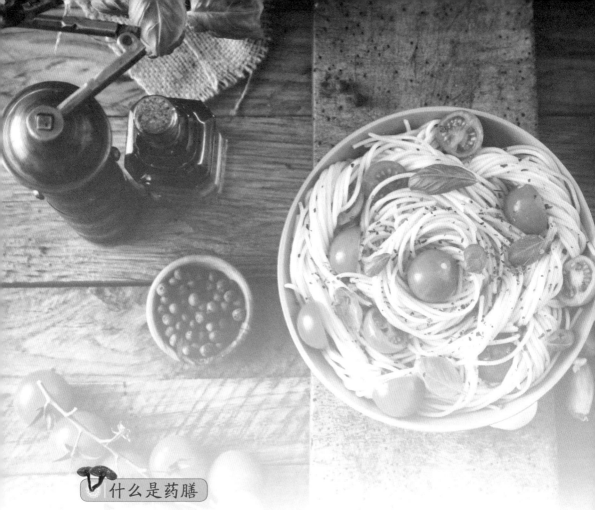

什么是药膳

　　提到药膳，许多人不禁要问，何谓"药膳"？药膳是药物还是食物？其实药膳并不是简单的中药加食物，它是在传统中医药"辨证论治"理论的指导下，将中药与某些具有药用价值的食物相配伍，经加工烹制而成的具有一定色、香、味、形、养的菜肴、汤汁、羹糊、糕点等食品。药膳可以"寓医于食"，即既取药物之性，又取食物之味，"药借食力，食助药威"，二者相辅相成、相互协调，服用后，既可获得丰富的营养，又可养生保健、防病治病、延年益寿，是具有保健和治疗双重效果的药用食品。

　　由此可见，药膳是一种兼有药物功效和食品美味的特殊食品，是中医传统"药食同源"理论的最好体现，也有许多书籍直接将"药膳"称之为"食治""食养""食疗""食药"。说明药膳可以使食用者在享受美食的同时，又使其身体得到滋补，疾病得到治疗。所以中国传统药膳的制作和应用，不仅仅是一门学问，更可以说是一门艺术。

　　现代药膳充分总结和应用了古人的宝贵经验，同时吸取了现代养生学、

 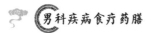

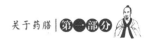

营养学、烹饪学的研究成果，正逐步向理论化、系统化、标准化、多样化、世界化的方向发展，食用方式也由传统的菜肴饮食汤品类发展为新型饮料类、冲剂类、胶囊类、浓缩剂类、罐头类、蜜饯类等，更加体现了现代人对健康以及原生态疗法和高品质食物的追求。

药膳的起源与发展

药膳究竟起源于何时呢？其实早在人类社会的原始阶段，人们还没有掌握将药物同食物相区分的方法时，就已经认识到"药食本同源"的重要特点，并在不断地探索和实践中，逐渐形成了药膳的雏形。

"药膳"一词则最早见于《后汉书·列女传》，其中有"母恻隐自然，亲调'药膳'，恩情笃密"的字句。其实在药膳一词出现之前，很多古籍中已有关于制作和应用药膳的记载。《周礼》中记载了给周天子配专门负责饮食卫生的"食医"来掌握调配其每日的饮食，而且会根据一年四季不同的时令要求来变化膳食。此外，在专治内科的"疾医"条下也特别强调了"以五味、五谷、五药类以养其病"的内容。这些记载表明，我国早在西周时代就有了丰富的药膳知识，并出现了从事药膳制作和应用的专职人员。

先秦时期中国的食疗理论已具雏形，制作也较为成熟。成书于战国时期的《黄帝内经》在论述食与人的关系时，指出"凡欲治病，必问饮食居处"强调了病人的饮食习惯、食物来源等对治疗疾病的重要性。而"治病必求其本，药以祛之，食以随之"的经典理论，则强调病除之后食养的必要性。书中还提到了许多食物的药用价值，在其所载的13首方剂中就有8首属于药食并用的方剂，如乌骨丸就是由茜草、乌骨、麻雀蛋、鲍鱼制成。

秦汉时期药膳有了进一步发展。汉代医圣张仲景在其所著的《伤寒杂病论》《金匮要略方论》中除了记载用药物来治疗疾病，还采用了大量的饮食调养方法来配合，如在清热力较强的白虎汤中加入粳米以调养胃气使之不致受损，在逐水力较强的十枣汤中用枣汤煎煮以防伤及正气。诸如此类的还有竹叶石膏汤、当归生姜羊肉汤、百合鸡子黄汤、甘麦大枣汤等。在食疗方面张仲景发展了《黄帝内经》的理论，突出了饮食的调养及预防作用，开创了药物与食物相结合治疗重病、急症的先例，还记载了食疗的禁忌及应注意的饮食卫生。这一时期为我国药膳食疗学的理论奠基时期。

唐代名医孙思邈在《备急千金要方》中专设"食治"一篇，其中共收载药用食物164种，分为果实、蔬菜、谷米、鸟兽四大门类，至此食疗已经开始成为专门的学科。孙思邈还指出："食能排邪而安脏腑，悦情爽志以资气血"。说明制作精美的药膳能在发挥药食双重作用的同时，还能使人心情舒畅。其弟子孟诜集前人之大成编成了我国第一部集药食为一体的食疗学专著《食疗本草》，极大地促进和指导了中国药膳的发展。

宋元时代是药膳发展的高潮，借助中医学在此时期的跨越发展，药膳也得到更快的发展，无论是在宫廷还是在民间药膳都得到了广泛的认可和较为全面的发挥。宋代官修医书《太平圣惠方》中也专设了"食治门"，其中记载药膳方剂已达160首。元代中央政府掌管药膳的部分称为"尚食局"，曾一度和"尚药局"相合并，而饮膳太医忽思慧所编著的《饮膳正要》为我国最早的营养学专著，首次从营养学的角度出发，强调了正常人的合理膳食，对饮食药膳方面颇有独到见解，是蒙、汉医学结合和吸收外域医学的重要成果。书中对药膳疗法、制作、饮食宜忌、饮食卫生及服药食忌、食物相反、食物中毒和解毒、过食危害等均有详细记载。

时至明清两朝，药膳发展到鼎盛时期，几乎所有关于本草的著作都注意到本草与食疗的关系，对于药膳的烹调和制作也达到极高的水平，且大多符合营养学的要求。其中《食物本草》当属明代卓有功绩的药膳专著，全书内容翔实丰富，最大的特点就是对全国各地著名泉水进行了较为详细的考证介绍。到了清代，诸多各具特色的药膳专著层出不穷，多是在总结前人经验的基础上结合当前实际重新扩展的。刊于1691年的《食物本草会纂》8卷，载药220种，采辑《本草纲目》及有关食疗著作，详述各药性味、主治及附方。而在药膳粥食方面，黄鹄的《粥谱》则可称为药粥方的集大成者。

中国药膳，源远流长，广为传播。如今，药膳的应用更是空前广泛，在国内外都享有盛誉，倍受青睐，以致许多药膳餐馆在世界各地应运而生，这不但传承了我们中华传统的医食文化，更是在勇敢的创新中将其发扬光大。

药膳的特点

药膳是我国独具特色的一种饮食形式，它究竟有着怎样的特点，可以跨越千年的时空，走入我们的餐桌呢？中华药膳的产生和发展是以中医理论体

 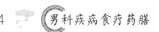

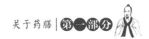

系为基础的，因此，它的特点也必然是中国医食融合所体现的独特风格，兼备医药治病防病的功效和菜肴美味可口的特色。具体而言，药膳有以下特点。

◎ 历史悠久，寓药于食

中医药膳起源于西周时期，历经数千年的发展，药膳的原料不断增多，临床适应证不断扩大，理论不断完善，疗效不断增强。时至今日，药膳仍然在人们的生活中发挥着巨大的作用。药膳将药物的治疗、保健、预防、强身等作用融入日常膳食，使人们在享受美食的同时也可以调理身体，防治疾病，成为适宜于各种人群的双效膳食。

◎ 强调整体，辨证施食

如同中医的整体观，运用药膳时，首先要全面分析病人的体质、健康状况、患病性质、季节时令、地理环境等多方面情况，并判断其基本证型，然后再确定相应的食疗原则，给予适当的药膳治疗。气虚的，用补气药膳；血虚的，用补血药膳。药物与药膳相互补充，相互辅佐，共同发挥健身强体、营养美味的作用。

◎ 防治兼顾，效果显著

药膳既可治病，又可防病，是其有别于药物治疗的特点之一。尽管所用药材食材多属平和之品，但其对纠正机体偏性的作用却不可小觑，防治疾病和健身养生的效果也比较显著。如清代宫廷御医所创的"八珍糕"，含有茯苓、芡实等8种药材，具有补脾健胃、消食化积的功效，曾为乾隆皇帝和慈禧太后所喜爱，现如今也是许多大饭店的特色药膳。

◎ 良药可口，烹食方便

药膳将中药与食物相配，就能做到药借食味，食助药性，变"良药苦口"为"良药可口"，特别能满足人们"厌于药，喜于食"的天性，尤其是它能解决大多数儿童不肯服药的难题。可以说，药膳既是一种功能性食品，也可以说它是中药中一种广受欢迎的特殊剂型。制作方法结合了中药的简单处理和常用的烹饪方法，简便易行。

◎ 博大精深，影响广泛

由于药膳是在日常膳饮中对人体进行调治，并可以随着饮食的形式不断变化，以达到不同的疗效。因此，它不仅在中国受到人们的广泛青睐，在国外也产生了深远的影响。当今，在东南亚乃至欧美国家和地区，崇尚和研究中国药膳的学者与日俱增。

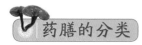 **药膳的分类**

　　药膳在漫长的历史发展过程中，形成了性状多样、营养价值各异、种类花色繁多的风格。纵观古代医籍文献中的分类方法记载，结合现代药膳加工、烹调技术，可将药膳按药膳的治疗作用、药膳的使用季节、对五脏的调养作用和性状等进行如下分类。

按药膳的治疗作用分类

祛邪治病类

　　解表透表药膳　由辛凉或辛温的药物和食物组成，具有发汗、解肌透邪的功效，适用于风寒或风热感冒以及其他外感病的初期。

　　清热解毒药膳　由甘寒或苦寒的药物和食物组成，具有清热解毒、生津止渴的功效，适用于机体热毒内蕴或余热未清之证。

　　祛散风寒药膳　由辛温或辛热的药物和食物组成，具有温经通脉、散寒止痛的功效，适用于机体外寒入侵或虚寒内生的病证。

　　消导理气药膳　由消积导滞、辛温通达的药物和食物组成，具有健脾开胃、消食化积、行气止痛的功效，适用于消化不良、食积内停、肝气郁结、腹胀腹痛等症。

　　润肠通便药膳　由滑润大肠、促进排便的药物和食物组成，具有润肠通畅的功效，适用于大便干燥、肠涩津亏之症。

　　利水祛湿药膳　由芳香温燥、化湿运脾、通利水道的药物和食物组成，具有运健脾胃、利水祛湿、通利小便的功效，适用于大便稀黏、尿少浮肿、小便不利等症。

　　活血化瘀药膳　由辛温苦等入血分的药物和食物组成，具有活血化瘀、消肿止痛之功，适用于瘀血内停、跌打损伤等症。

　　祛痰止咳平喘药膳　由祛痰止咳、降气平喘的药物和食物组成，具有祛痰化痰、宣肺止咳、降气平喘的功效，适用于咳嗽痰多、喉中痰鸣、哮喘等症。

　　养心安神药膳　由质重沉降的药物和食物组成，具有重镇安神和养心安神的功效，适用于神志失常、心神不宁、惊悸健忘、失眠多梦等症状。

　　平肝熄风药膳　由能滋阴潜阳的药物和食物组成，具有熄风镇静、平肝潜阳的功效，适用于肝阳上亢、肝风内动、头目眩晕、抽搐等症。

补益保健类

壮阳药膳　由温肾壮阳的药材和食材组成，适用于阳气不足，出现畏寒肢冷、面色淡白、大便溏薄、小便清长、舌淡苔白、脉微无力之人。

滋阴药膳　由滋阴补肾的药材和食材组成，适用于阴精亏虚，出现两颧红赤、咽干口燥、五心烦热、潮热盗汗、夜不能寐、便干溲赤、舌红少苔、脉细数之人。

补气药膳　由补中益气的药材和食材组成，适用于元气不足，出现神疲乏力、少气懒言、面色㿠白、语声低微、头晕自汗、胸闷气短、舌淡苔白、脉弱之人。

补血药膳　由益气生血的药材和食材组成，适用于阴血亏虚或失血过多，出现面色苍白、肢体麻木、爪甲淡白、肌肤甲错、头晕心悸、失眠多梦、小便不利、舌淡苔白、脉细弱之人。

益智聪耳药膳　由益智开窍、补肾聪耳药材和食材组成，适用于年老智力低下、耳聋、耳鸣，以及各种原因所导致的记忆力减退、听力减退之人。

促进睡眠药膳　由养心安神的药材和食材组成，适用于失眠多梦、不能熟睡、早醒、醒后无法入睡、易被惊醒、对睡时声音灯光敏感之人。

美容药膳　由活血、滋补、理气等多类药材和食材组成，具有祛痘荣面、祛斑美白、润肤修颜，除皱驻颜、美鼻明目、润唇固齿，乌发固发、丰乳美体，健身减肥、除臭留美等多种作用。

按季节分类

按照四季可分为春季药膳、夏季药膳、秋季药膳和冬季药膳。季节不同，在药材和食物原料及烹调方法的选择上亦有所不同。夏季药膳多配用一些凉性、寒性的原料；冬季药膳多配用温性、热性或滋补的原料；春、秋则配用一些较稳妥的属平性的原料。

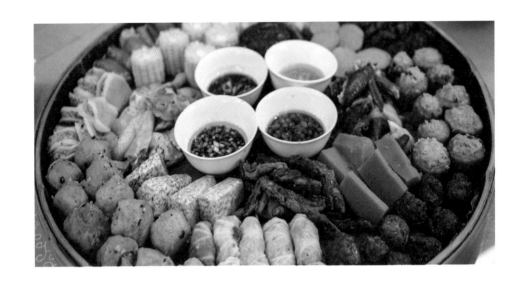

按五脏调养分类

养心药膳 适用于心失所养，出现心悸不安、心慌失眠、健忘躁动、哭笑无常、神志不清、舌体淡白或红而糜烂、脉结代或细弱之人，可选用养心护心、祛除心火的药材和食材。

养肝药膳 适用于肝失所养，出现精神抑郁、多愁善感、沉闷欲哭、胸胁疼痛、肢体麻木震颤、头晕目眩、双目干涩、食欲不振、嗳气泛酸、少腹胀痛、痛经闭经、腹水水肿、舌青紫、脉弦之人，可选用养肝护肝、疏肝理气的药材和食材。

养肺药膳 适用于肺失所养，出现悲哀忧伤、呼多吸少、咳嗽痰多、颜面水肿、鼻部干涩、皮肤粗糙、少气懒言、脉细弱之人，可选用养肺护肺、滋阴润肺的药材和食材。

养脾药膳 适用于脾失所养，出现食欲不振、腹胀便溏、水肿泄泻、脏器下垂、消瘦痿软、四肢痿废、口淡无味、舌淡苔厚腻、脉迟缓之人，可选用养脾补脾的药材和食材。同时，在养脾的同时也需照顾到胃，这样才能减少和预防胃肠等消化疾病的发生。

养肾药膳 适用于肾失所养，出现头晕耳鸣、失眠健忘、腰膝酸软、遗精盗汗、畏寒肢冷、小便清长、面色㿠白或黧黑、舌淡胖苔白或舌红少苔、脉沉细之人，可选用养肾补肾的药材和食材。

按性状分类

菜肴类 以蔬菜、水果、鱼、肉、蛋、海鲜等为原料，搭配一定比例的中药制成荤菜或素菜。菜肴种类很多，制作方法多以煎、炒、煮、炸、蒸、烤、焖、拌、炝为主，根据不同的制作方法可制成冷菜、蒸菜、炖菜、炒菜、炸菜、卤菜等。

汤汁类 汤类是将中药或食物经过一定的炮制加工，放入锅内，加清水用文火煎煮，取汁而成，这是药膳应用中最广泛的一种剂型。汁类则多由新鲜并含有丰富汁液的植物果实、茎、叶和块根，经捣烂、压榨后得到。

茶饮酒类 包括药茶、药饮和药酒。药茶是将花类或经粉碎加工制成粗末的中药根茎皮类，以沸水冲泡或温浸而成。药饮是把中药或食物经浸泡或压榨、煎煮、提取分离，而制成的有效成分含量较高的饮用液体。药饮也可以由新鲜药物或食品压榨取汁而成，也可以为煎煮浓缩而成。有的亦制成块状或颗粒状，可随饮随冲。药酒是将中药与酒"溶"于一体的饮品，乙醇可以溶解中药的多种有效成分，药借酒力、酒助药势可充分发挥更好的效力。

粥粉饭羹类 药粥是以各类谷物为基本原料，配以一定比例的中药，经熬煮而成的半液体食品。中医历来就有"糜粥自养"之说，故尤其适用于年老体弱、病后、产后等脾胃虚弱之人。粉饭类则是药膳的主食，多以面粉、稻米、糯米、小米、玉米面、黄豆面等为基本原料，加入一定比例的药物，经加工制成米饭、面食等。羹类是以肉、蛋、奶或海产等为主要原料加入中药而制成的较为稠厚的汤液。

膏糖蜜糊类 将药材与食材一起放入容器中进行熬制，蜜膏一般要将水分基本蒸发，还需在此期间加入适量的蜜糖，以保证所制之品最后的形状和口感。糊则需将水分蒸发到成为黏稠状即可。

糕饼糖果点心类 这是将药物加入面点中制成的保健治疗食品，这类食品可作主食，也可作点心类零食，多是将药物制成粉末，或药物提取液与面点共同合揉，制作加工而成。

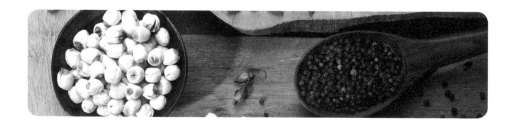

按照服用药膳人群的不同年龄段，可分为老年药膳、中年药膳、青少年药膳、小儿药膳。按照性别可分为男科药膳、女科药膳。不同人群生理病理各有差异，应配用不用性质的药材和食物。

按治疗疾病的系统分类

按照治疗疾病的系统可分为治疗呼吸系统疾病的药膳，如气管炎、肺炎；治疗循环系统疾病的药膳，如高血压、心脏病等；治疗消化系统疾病的药膳，如胃炎、肝硬化等；治疗泌尿系统疾病的药膳，如肾炎；治疗血液系统疾病的药膳，如贫血等；治疗内分泌和代谢系统的疾病，如甲状腺功能亢进、糖尿病、痛风等；治疗风湿性疾病，如类风湿性关节炎等；治疗神经系统的疾病，如头痛、神经衰弱等。

药膳的应用原则

药膳之所以具有保健养生、治病防病等多方面的作用，是因为药膳中含有传统中药，并在中医药理论的指导下制作，在应用时必须遵循一定的原则。药膳在保健、养生、康复中占有重要的地位，但药膳又不能完全替代药物疗法。药物见效快，重在治病，药膳见效慢，重在调养，各有所长，因此应视具体人与病情按照以下原则应用，不可滥用。

平衡阴阳

宇宙万物皆包含阴阳相互对立、相互联系的两个方面。阴阳是万物生长、存在、发展之纲。人体同样如此，掌握了人体的阴阳之道，方能均衡调和，保持健康。在正常状态下，阴阳是相互平衡的，也就是古人所云："阴平阳秘，精神乃治"。相反，"阴阳失调，百病皆生"。阴阳失去相对平衡就会出现偏盛偏衰，如阳盛则阴衰，阴盛则阳衰，阳虚则阴盛，阴虚则阳亢，这时机体就会表现出相应的症状，即阳气过盛或阴气不足则会出现热证，阴气过盛或阳气不足则会出现寒证。《素问·阴阳应象大论》中提到"善诊者，察色按脉，先别阴阳。"告诉人们要确定身体的变化首先应该从辨别阴阳开始。同理，在配备药膳时也应首先辨清用膳者的证，一旦寒热虚实都分清楚了，施膳就有了明确的方向。具体原则是："不足者补之""有余者损之""寒者热之""热者寒之"，简单地说就是把缺的东西补足，多的东西祛除，有寒证的用热品来纠正，有热证的用寒品来纠正。总而言之，辨别和协调阴阳是施膳的重要原则。

调理脏腑

在中医学中，人的各组织器官功能，表现为以五脏为中心的功能系统。每一脏都代表一个功能系统，如心管理人体的血脉，与神志密切相关，其状态能体现在人的舌体和面色之上，因此，心包、血脉、神志、舌、面都属于心系统。在临床上的多种病症，均以脏腑功能失调为其主要机理，表现为各脏的虚实变化。由于五脏之间存在着相生相克的生理关系，当机体某一脏腑发生变化，势必影响其他脏腑，产生相互的病理联系，因此在施膳的时候应当考虑到可能不仅要对某一脏进行调养，还需对其他相关脏腑进行调理。值得一提的是药膳中"以脏补脏"的方法为数不少，如食用猪肝、羊肝可治疗肝病夜盲等。

祛邪扶正

中医学认为，人之所以发生疾病主要有两个方面的原因，一是由于外邪的侵袭，制约或损伤了正气，扰乱了人体的阴阳脏腑气血平衡；另一个则是由于自身正气虚衰，不足以抵抗外邪干扰。正邪的强弱不同，在相争时便会表现出不同的病证。对此基本的观点是"正气存内，邪不可干""邪之所凑，其气必虚"。就是说人的自身身体强健，抵御外界环境变化的能力强，就不容易患病；相反，自身体质虚弱，难以抵抗外界的任何变化，就容易患病。因此，在调配药膳时就需要注意辨别是自身的抵抗能力差，还是外部的环境因素改变剧烈，基本原则是邪盛必先驱邪，正虚先要扶正。如果反其道而行之，都可能使病情进一步发展，甚至恶化。

三因制宜

三因制宜是指"因人、因时、因地"制宜。人有男女、老少、强弱的不同，因而对病邪的抵抗力、病后恢复的能力存在明显的差异；时序有四季变化寒暑变更，随着时序的变化，人的阴阳气血也随之发生改变，在不同时期所对抗的主要邪气便会不同；地理环境有南北东西，不同的地域有不同的气候条件，这些差异对人体的正气也会产生很多变数。因此，即使对同一病证施膳，也不能千篇一律，必须根据不同的条件制定相适宜的措施，才能收到良好的效果。

因人用膳

人的体质年龄不同，用药膳时也应有所差异。

小儿体质娇嫩，脏腑多发育尚不完善，易受损伤，选择原料不宜大寒大热，应多选用药性、食性平缓的材料来进行调理。施膳时就需要注意多补脾，多养阴，多清肝，以达到培补后天之本的效果。

青年时期是人脏腑器官发育最为完善的时期，由于此期脏腑功能旺盛，易使人肝木发生太过，表现出急躁易怒的特点。此外，青年人的学习、工作、生活压力都较大，更容易导致情志失调、气机不畅，出现易怒、不思饮食、面红目赤、大便干结等症状。因此，在对青年人施膳时要特别注意清肝除烦、疏肝解郁为主，避免食用过多的燥热、滋腻、补益之品作为药材和食材。

中年时期是一个由盛而衰的转折点，脏腑功能也逐渐由强而弱，加之事业家庭的双重压力，多出现少气力衰，记忆力减退，性功能下降，须发早白等症状，这一时期也是许多男科病和妇科病的高发时期。针对普通的中年人群，可以多选用补脾益肾的膳食配方，以达到益智活血，补肾强身的目的；针对患有男性疾病的中年人，可选用补肾益气的药膳；针对更年期妇女，选用舒肝理气、滋阴补肾的药膳，以减轻更年期气血虚衰的症状。

老人多肝肾不足，津液亏虚，开始显现出一些衰退的迹象，如气短乏力、头目眩晕、耳聋耳鸣、心悸心慌、失眠多梦、头脑健忘等。但老年人脾胃功能较差，即使大量施用补益药膳，也可能会出现"虚不受补"的情况。所以，老年人最适宜的药膳应当是以清淡、熟软，易于消化吸收的粥膳、汤膳为主，而在其中则可适当多施用开胃健脾、益肾添精、养血通脉、益气通便的药材食材。

孕妇恐动胎气，不宜用活血滑利之品。这是在药膳中应特别注意的。

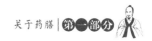

因时用膳

中医认为，人与日月相应，脏腑气血的运行和自然界的气候变化密切相关。"用寒远寒，用热远热"，意思是说在采用性质寒凉的药物时，应避开寒冷的冬天，而采用性质温热的药物时，应避开炎热的夏天。这一观点同样适用于药膳。一年分为四季，根据不同季节气候特点，药膳施用也有所不同。

春季药膳要顺应春天阳气生发，万物始生的特点，注意保护阳气，着眼于一个"生"字。多食辛甘之品，少吃酸涩之味，如食用芹菜粥、玄参猪肝等。

夏季炎热，应少吃温热的食物，药膳搭配药材时也需注意减少温热药，如食用茯苓山药包子、百合粥等。

秋季的气候特点是阳气渐收、阴气渐长，药膳应以滋阴润燥为主，如食用栗子焖鸡、火锅菊花鱼片等。

冬令进补则应根据中医"虚则补之，寒则温之"的原则，注意养阳，以滋补为主，多吃温性、热性，特别是温补肾阳的食物进行调理。这样便可平衡阴阳，调和气血，如食用当归烧羊肉、双黄羊肉汤等。

因地用膳

不同的地区，其地理环境、气候条件、生活习惯都有一定差异，人体生理活动和病理变化亦有不同。有的地处潮湿，如四川、湖南，其人饮食多温燥辛辣；有的地处寒冷，如东北，其人饮食多热而滋腻；而地处南方的广东，气候炎热潮湿，其人饮食则多清凉甘淡。因此，在应用药膳选料时也是同样的道理。

药膳的制作

药膳，就是要做到"良药爽口"，如何制作一道既具备色香味，又能发挥保健养生功能的药膳，可是一门不小的学问。药膳的制作加工可以认为是中国特有的烹调技术与中药炮制技术的完美结合，既需要相应的加工技能，又具有药膳制作的特点。药膳种类繁多，品种复杂，应用不同的方法制作，可制备出适应大众不同嗜好及口味的美味佳肴。

🏵 药膳的选材

药膳的选料是相当讲究的，要突出药膳"色、香、味、形、养"的统一。药膳主要由药物、食物、汤、调料几部分精制而成，每一部分选料好坏都直接影响药膳的质量。药物和食物都具有寒、热、温、凉四气及酸、苦、甘、辛、咸五味的特点。"四气"是药物和食物辨证施膳的依据，"五味"是指导与对应脏腑相适应的向导。

首先，药膳所用药材可以是采自山野的鲜药材，也可以是药店里买来的饮片，但选购药材一定要新鲜优质，凡是变质、发霉的均不能食用。药膳所用的中药材和食物首先要净选，使之清洁干净，无杂质异物、无尘土、无霉变腐烂，还要注意其色、味纯正，外形美观，质量优良。为保证药膳疗效，还应对药材与食物进行必要的加工处理。有的需切片、切丝、切丁或切段，有的需粉碎为细末，有的则需按中药炮制的要求进行炮制加工，以减其毒性或副作用。

其次，对于药膳材料的特性，一般说来，温性、热性的食疗中药，如生姜、大葱、红枣、核桃、小茴香等可以配合具有相似性质的食物，如羊肉、鸡肉、狗肉、鲫鱼等，起到温里、散寒、助阳的作用，可以用来治疗寒证、阴证；凉性、寒性的食疗中药，如绿豆、藕、荸荠、马齿苋、菊花等可以配合具有相似性质的食物，如西瓜、梨、鸭肉、兔肉、马肉等，起到清热、泻火、凉血、解毒的作用，可以用来治疗热证、阳证。还有一类食疗中药，无明显的温凉之偏，比较平和，称为平性，如人参、莲子、茯苓等可以配合具有相似性质的食物，如猪肉、牛肉、驴肉等，按照需要和原则添加，增加药膳的口感。

再就五味而言，酸味食疗中药，如乌梅、石榴等，能收敛、固涩；苦味食疗中药能清热、降气、泻火、燥湿，如苦瓜清热解毒、杏仁降气等；甘味食疗中药，能补养、调和、缓急止痛，如大枣、蜂蜜、饴糖之补脾和胃、养肺补虚、缓急止痛等；辛味食疗中药有发散和行气等作用，如生姜、大葱发散风寒，橘皮、砂仁行气等；咸味食疗中药能软坚散结，如海藻、海带等；淡味食疗中药能渗利小便，如茯苓、薏苡仁等。应用药膳还应注意食疗中药的五味与五脏的关系。一般说来，辛入肺，甘入脾，苦入

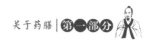

心，酸入肝，咸入肾。只有根据性味合理选用药膳，才能达到滋补身体、防治疾病的目的。

总而言之，在制作药膳时应该掌握一点中医理论的知识、烹调常识，要在了解药物的功效、主治、毒性等的基础上还要懂一点中药的配伍。因为几种中药混合在一起，可能会由于气味的升降浮沉，寒热温凉各不相同，彼此的功能相互抵消或加强，甚至产生毒副作用。所以，制作药膳也是需要科学指导的。

药膳所用器具和火候

首先，制作药膳时需要精选烹饪用具，因为注意不同材质餐具对人体健康有不同的影响。例如，竹木餐具本身没有毒性，但是容易被微生物污染，使用时应清洗干净；涂上油漆的竹木餐具对人体十分有害，不宜用来进餐；塑料餐具有美观耐用的功能，品种也很多，但是其中含有致癌物质，长期使用会诱发癌变；铁质餐具可用来烹饪，但不可以用来盛放食用油类；不锈钢餐具具有耐腐蚀性、耐高温的性能，对人体无害，但久用也可能生锈等。另外，像铝制、铜制餐具如操作不当均可能对人体造成伤害，这里就不再赘述。

一般家庭常用的药膳烹调方法有炖、蒸、煮、炒、焖、炸等，但以炖、蒸、煮、焖为主要方法和最佳方法。从烹调原料的质地和性味来看，轻清芳香者，如薄荷、紫苏叶、番茄、小茴香等多含挥发成分，烹调时间不宜过长，多采用爆炒、清炸、热焯等方法；味厚滋腻之品，如熟地、当归、鸡肉、牛肉等烹调时间宜长，多采用煨、炖、蒸的方法效果较好。

药膳的烹调方法是由其本身的特点以及个人的实用经验所确定的，与食疗食品的治疗需要、适应对象等均有密切的关系。当然，制作药膳时也要注意掌握好火候，这样才能烹制出功效显著、美味可口的药膳。通俗地讲需要根据不同材料的质地来适当改变火候。例如，原料质地老硬形体大，药性不容易溶出发挥的，要长时间用慢火烹制，使药性在较长时间的受热过程中，最大限度的溶解出有效成分以增加其功效；质地嫩而形体小者，可以用较短时间大火烹制。在烹制不同原料组成的药膳时，质地老硬难熟的原料要先投放，而质地嫩的要后投放。

药膳的制作方法

根据常用膳饮，可分为菜肴类、汤汁茶饮酒类、粥粉饭羹类、膏糖蜜糊类、糕饼糖果点心类。具体的制作方法在后面药膳方中将作详细介绍，这里概括介绍一些常用的烹调技术。

炖 将食物及其他原料同时下锅，注入清水，放入调味料，置于武火上烧开，撇去浮沫，再置文火上炖至熟烂的烹制方法。一般时间在2~3小时。

蒸 利用水蒸气加热的烹制方法。常用的蒸法有粉蒸、包蒸、封蒸、扣蒸、清蒸及汽锅蒸六种。将药物和食物经炮制加工后置于容器内，加好调味品，汤汁或清水，待水沸后上笼蒸熟，火候视原料的性质而定。其特点是温度高，可以超过100℃，可达120℃以上，加热及时，利于保持形状的完整。

焖 先将食物和药物用油炝加工后，改用文火添汁焖至酥烂的烹制方法。其法所制食品的特点是酥烂、汁浓、味厚。如砂仁焖猪肚、参芪鸭条等的制作方法。

煮 将食物及其他原料一起放在多量的汤汁或清水中，先用武火煮沸，再用文火煮熟。适用于体小、质软类的原料，所制食品口味清鲜、色泽美观，煮的时间一般比炖的时间短。

熬 将食物经初加工后，放入锅中，加入清水，用武火烧沸后改用文火熬至汁稠黏烂的烹制方法。熬的时间比炖的时间更长，一般在3小时以上。多适用烹制含胶质重的原料，所制食品汁稠味浓，如冰糖银耳汤、乌龟百合红枣汤等。

炒 将经加工后的食物，放入加热后的油锅内翻炒的烹制方法。炒的方法一般分为四种，即生炒、熟炒、滑炒、干炒。炒时先烧热锅，用油滑锅后，再注入适量的油，油烧热后下入原料用手勺或铲翻炒，动作要敏捷，断生即好，有些直接可以食用的味美色鲜的药物也可以同食物一起炒成。而芳香性的药物大多在临起锅时勾芡加入，以保持其气味芬芳。其特点是烹制时间短，汤汁少，成菜迅速，鲜香入味，或滑嫩或香脆。

拌 将药膳原料的生料或已凉后的熟料加工切制成一定形状，再加入调味品拌合制成。拌法简便灵活，用料广泛，易调口味。其特点是清凉爽口、理气开胃，有生拌、熟拌、温拌、凉拌几种不同方式。

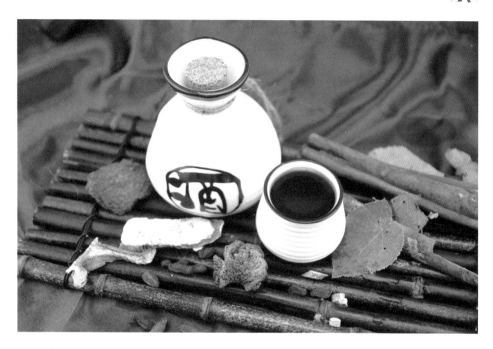

（腌）将原料浸入调味卤汁中，或以调味品拌匀，腌制一定时间以排除原料内部的水分，使原料入味。其特点是清脆鲜嫩、浓郁不腻，有盐腌、酒腌、糟腌等几种不同的制法。

（泡）将药物与茶叶相配，置于杯内，冲以沸水，盖焖15分钟左右即可饮用。也可根据习惯加白糖、蜂蜜等；或将药物加水煎煮后滤汁当茶饮；或将药物加工成细末或粗末，分袋包装，临饮时以开水冲泡。亦可以白酒、黄酒为基料，浸泡或煎煮相应的药物，制成药酒。

（揉）（拉）主要用于面食的制作，包括和面、揉面、下药、上馅等工艺流程。

其他还有很多烹调方法，如扒、烩、汆、爆、煎、熘、卤、烧等，在此就不一一赘述。

药膳的注意事项

药膳的配伍禁忌

药膳好吃，但食用时还需要注意一些问题，由于药膳属于中医用药范畴，因此食疗中药同常用中药一样，各有其不同的性味，如前所述选料时药物和食物四气五味的选择。另外，在组成药膳方时，还要特别注意配伍禁忌。只有这样，美味诱人又有安全保障的药膳才会发挥作用。

药膳的配伍禁忌，无论是在古代还是现代都是十分严格的，现根据历代医学家的用药经验，简要介绍如下。

◎ 药物与药物的配伍禁忌

药膳的药物配伍禁忌，遵循中药学理论，一般参考"十八反"和"十九畏"。

"十八反"的具体内容是：甘草反甘遂、大戟、海藻、芫花；乌头反贝母、瓜蒌、半夏、白蔹、白及；藜芦反人参、沙参、丹参、玄参、苦参、细辛、芍药。

"十九畏"的具体内容是：硫磺畏朴硝，水银畏砒霜，狼毒畏密陀僧，巴豆畏牵牛，丁香畏郁金，川乌、草乌畏犀角，牙硝畏三棱，官桂畏赤石脂，人参畏五灵脂。

虽然药膳中所使用的药物不像方剂那样全面，也不是纯药物之间的组合，但是清楚地了解和掌握药物之间的配伍禁忌还是非常必要的，它可以最大程度地避免因随意搭配药物而产生的毒副作用，保护我们的身体健康。

◎ 药物与食物配伍忌讳

选择药膳时除了要考虑到药物之间的关系，还需注意所搭配的药品和食品是否合理。下面列举的一些药食配伍忌讳来源于古人的经验，现代研究虽尚不明确，但也值得我们重视。例如，猪肉反乌梅、桔梗、黄连、胡荽黄、百合、苍术；猪血忌地黄、何首乌；猪心忌吴茱萸；羊肉反半夏、菖蒲，忌铜、丹砂等。

此外，食物与食物的配伍也有一些忌讳，其现代研究虽还不充分，但在民间百姓常将它们作为搭配膳食的参考。例如，猪肉忌荞麦、豆酱、鲤鱼、黄豆；羊肉忌醋；鲫鱼忌芥菜、猪肝；猪血忌黄豆等。

药膳的忌口

吃中药要忌口，这是我们都知道的，俗话说："吃药不忌口，坏了大夫手"。因此，在食用药膳时，也需要忌口，比如避免食用一些可诱发疾病发作或加重延长病程的食物，有时还需配合药物治疗减少或禁食某些食物。简单而言药膳的忌口主要包括以下四类。

◎ 某种体质忌某类食物

对人的体质而言，体质虚弱者宜补充不足，忌用发散、泻下之品；体质壮实者不宜过用温补；而偏阳虚者宜服温补药膳，忌食咸寒食品；偏阴虚者宜服滋阴药膳，忌用辛热食物。

◎ 某种病忌某类食物

对五脏疾病而言，肝病忌辛味，肺病忌苦味，心、肾病忌咸味，脾、胃病忌甘酸；水肿忌盐、油煎、生冷等食物；骨病忌酸甘；胆病忌油腻；寒病忌瓜果；疮疖忌鱼虾；肝阳、肝风、癫痫、过敏、抽风病人忌食"发物"（即鱼、虾、蟹、猪头、酒、葱、韭等易动风、助火、生痰的食品）；头晕、失眠忌胡椒、辣椒、茶等。

◎ 某类病忌某种食物

热性病宜用寒凉性药膳，忌用辛热之品；寒性病宜用温热性药膳，忌用咸寒食物。凡症见阴虚内热、痰火内盛、津液耗伤的病人，忌食姜、椒、羊肉之温燥发热饮食；凡外感未除、喉疾、目疾、疮疡、痧痘之后，忌食芥、蒜、蟹、鸡蛋等风动气之品；凡属湿热内盛之人，忌食饴糖、猪肉、酪酥、米酒等助湿生热之饮食；凡中寒脾虚、大病、产后之人，西瓜、李子、田螺、蟹、蚌等积冷损之饮食当忌之；凡各种失血、痔疮、孕妇等人忌食慈茹、胡椒等动血之饮食，妊娠禁用破血通经、剧毒、催吐及辛热、滑利之品。

◎ 服药后应忌食某些食物

服发汗药忌食醋和生冷食物；服补药忌食用茶叶、萝卜。

药膳的服用剂量

药膳好吃又能治病，但需"饮食有节"，适量有恒，有的放矢，短期内不宜进食过多，不可操之过急，急于求成。应根据气候、时间、自身状况，按量服食，持之以恒，久之定能收效。

正确处理药疗与食疗的关系

无病者不必用药，但可适当食用某些保健养生药膳。尤其对禀赋不足、素体虚弱或年老者更为适宜。对患病者，特别是一些急重疑难病人，当用药治，并配合药膳治疗，可提高疗效。而在疾病康复期或对某些慢性病病人，用药膳调治则更为合适并常获良效；当然，这并不排除同时应用药物治疗。需要指出的是，药膳的治疗范围虽较药物治疗更为广泛，但其针对性和特效性远较药疗为差。若两者配合应用，相辅相成，有可能取得更好的效果。

　　总而言之，药膳并不能随便乱吃，食用时需要注意的问题很多，忽视药理，不根据实际的体质和状况乱吃就可能引起问题。

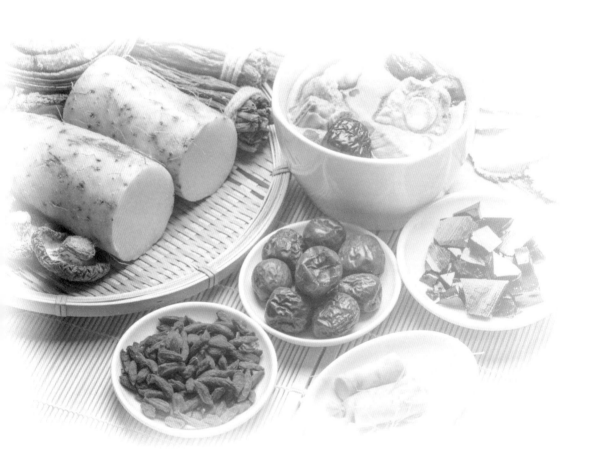

第二部分

男科疾病常见病症

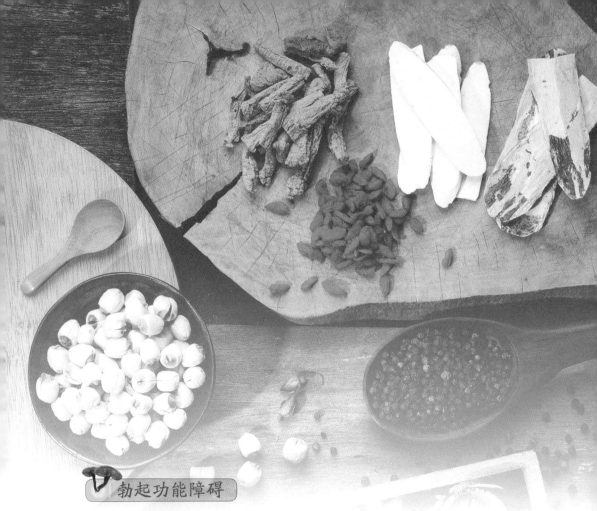

勃起功能障碍

勃起功能障碍，是指阴茎勃起硬度不足以插入阴道或勃起维持的时间不足以满意地完成性交，而且上述症状已持续相当一段时间，其发生频度超过性行为的50％。勃起功能障碍按其程度可分为轻、中、重三度。马萨诸塞男性增龄研究（MMA5）的流行病学调查表明，40~70岁男性的勃起功能障碍发病率为52％，轻、中、重度勃起功能障碍的发病率分别为17.2%，25.2%和9.6%，且随着年龄增长，勃起功能障碍的发病率亦随之增加。

病因病机

中医认为勃起功能障碍为阳痿，是指成年男性由于劳累、忧虑、惊恐、损伤或湿热等因素，导致宗筋失养而弛纵、瘦弱不用，以致临房不举或不坚，不能完成正常房事的一种病症。阳痿的发病与多方面的因素有关，例如情绪、生活习惯、不良的嗜好和行为、受伤、疾病以及先天异常等因素有关。

西医认为勃起功能障碍可起源于多种不同的病理生理学过程，对某一

 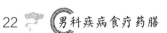

病人而言，在某一时刻可能有多种不同的机制在起作用，最常见的有：心理性勃起功能障碍、内分泌性勃起障碍、神经性勃起障碍、医源性勃起功能障碍等。

治法

治疗勃起功能障碍的方法很多，有以下几种。

肾阳虚损、命门火衰

主症 婚后不育，勃起功能障碍，性欲淡漠，精薄清冷，头晕耳鸣，面色苍白，神疲倦卧，腰膝酸软，畏寒肢冷，大便塘面，舌淡红，苔薄白，脉沉迟无力。

治则 温肾壮阳，填精益髓。

气滞血瘀，经脉瘀阻

主症 婚后不育，临房不举，会阴胀痛，阴囊坠胀，时有疼痛，常随情志变化而加重，面色晦暗，腰膝酸软，舌暗紫或有瘀斑，脉涩或弦。

治则 活血化瘀，益肾通络。

情志不遂，肝气郁结

主症 婚后不育，勃起功能障碍，举而不坚或早泄，性欲淡漠，精神抑郁，胸闷不舒，胁肋胀痛或胀满，食欲不振，嗳气，舌质暗红苔薄白，脉弦或弦细。

治则 疏肝解郁，强肾兴阳。

在预防方面，因起病与恣情纵欲有关，故应清心寡欲，戒除手淫；如与全身衰弱、营养不良或身心过劳有关，应适当增加营养或注意劳逸结合，节制性欲。在调摄方面，要树立战胜疾病的信心，适当进行体育锻炼，夫妻暂时分床和相互关怀体贴，这些都有辅助治疗的作用。

早泄

早泄就是指射精过早。所谓过早是相对而言，它牵涉到夫妇双方的年龄、体质、情绪、性生活经验、性交频率以及女方性高潮出现的快慢等因素，由于没有一个具体的衡量标准，目前对早泄的概念尚缺乏统一的认识。一种说法是"未交先泄"，是指性交时阴茎尚未进入女方阴道就发生射精者；一种说法是"乍交即泄"。即性交不到半分钟，精液即射出者为早泄。《秘本种子金丹》中说："男子玉茎包皮柔嫩，少一挨，痒不可当，故每次交合阳精已泄，阴精未流，名曰'鸡精'。"以上两种情况均属中医所说"鸡精"。在射精发生并非特别快者，早泄可作如下定义：性交时男方不能控制足够长的时间后射精，以致使性功能正常的女性至少在50％的性交机会中不能得不到性满足；或不能随意地控制射精反射。但有的学者认为，只要双方有性感满足，就不算早泄，不能单纯以时间长短作标准。严格地讲，性交时男方阴茎尚未与女方生殖器接触或刚刚接触即发生射精，以致不能正常性交才称为早泄，大致的时间标准是阴茎置入阴道后不足2分钟即射精，要考虑早泄。

病因病机

中医认为早泄与五脏有关，特别与心、肝、肾尤为重要，肝主疏泄，肾主封藏，两者共同协调作用，使男性排泄精液正常，而心主神明，为五脏六腑之大主。任何影响到这三者的功能的因素，都能导致早泄的发生。比如情绪不稳定、喜怒无常或者恣情纵欲、熬夜等引起的阴虚，身体亏虚等都能导致早泄。

西医认为新婚或者久别重逢，突然中断性交，不良的手淫习惯，非法性交或者婚前性行为等心理、精神因素都会引起中枢神经系统的紊乱，从而导致早泄；或者包茎、包皮过长的病人，神经内分泌系统疾病均可造成射精失控而发生早泄。

治法

从传统中医角度看，造成早泄的主要原因是肝肾双虚，肾虚则不能很好地濡养肝脏，肝经系统受损，而肝经"绕二阴"，肝气被郁则生寒，阳气不能固摄，则产生早泄，治疗方法以驱寒补肾为主，补肾则能破除肝经的瘀滞，同时也就起到补肝的作用，治疗中间以辨证为原则出现其他症状应该及时使用相应的药物。

为提高男性性功能，养成用手直接按摩阴囊的习惯是其方法之一，时常按摩，睾丸便会改善循环。由于可经常不断地供给睾丸以新鲜血液，当然会增强睾丸功能，提高男性精力。按摩可一日一次，每次2~3分钟即可。用手指从阴囊上部轻轻揉搓睾丸。如果时间过长，刺激过强，反而会使睾丸功能低下。请注意，"过犹不及"只能适得其反，养成每日一次的习惯远比偶尔为之更具成效。

总之，治疗早泄，首先应以节欲为主，然后用滋补肾阳之药，使肾中水火平衡，肾水足而虚火又不妄动，精关自然牢固。在用药的选择上尽量选择比较科学合理的，切忌治病心切而胡乱用药。早泄多为积累成疾，切不可以用急于求成而用大补之药进补或者用成分不明的壮阳药物，而应慢慢调理。

阴茎异常勃起

阴茎异常勃起是一种与性刺激或与性欲无关的持续性的痛性阴茎海绵体膨胀，可持续数小时、数天，乃至逾月。临床上较少见，约占泌尿科住院病人的0.4%。本病可发生于任何年龄，但以青壮年多见。一般发病突然，阴茎海绵体呈高度勃起状态，但尿道海绵体和阴茎头仍较松软，虽经治疗，许多病人仍可导致永久性阳痿。

对于本病，中医古籍早有描述，如《灵枢·经筋》从其征象，谓之"挺纵不收"。关于本症的病名，历代说法不一，隋代巢元方《诸病源候论》称为"强中"，书曰："强中病者，茎长兴盛不痿，精液自出。是由少服五石，五石热注于臣中，下焦虚。"《本草经疏》称为"强中不倒"，明清时期多称为"阳强不倒"，《杂病广要》中称为"阳强"。对于本症的病因病机和治法方药，历代医家均有阐发。

病因病机

中医认为本症责之肝、肾，因肝主筋，肝脉络于阴器，阴茎为宗筋所聚而成；肾主精，而司生殖，阴茎为肾之所系。其病理表现与精、气、神相关，此三者，乃人身之宝，相生相依，气能生精，精亦能生气、养神，若精伤则气亦耗，神伤则精与气失其所主，三者互为影响。本病有神志过极、精神不能内守，宗筋不约而为病者；有相火过旺，湿热内生，筋脉拘急而生病者；

有手淫无度，房事不节，不能持满或久病庆阻而生病者。

西医认为本病的病因有多种，有的至今尚不清楚，其中病因不明的特发性阴茎勃起占60%，此类病人无潜在的原发性疾病存在，也无其他明显的诱发因素。另外40%的病人可能与下述疾病有关：部分病例的发病与持续的性刺激，如延长性交时间，反复手淫有关。

治法

治疗阴茎异常勃起的方法很多，有以下几种。

肝火亢盛

主症　阴茎无故勃起坚硬，久而不萎，面红目赤，烦躁易怒，头晕头痛，口苦咽干，脉弦有力。

治则　清肝泻火，滋阴软坚。

肝经湿热

主症　阴茎强硬不衰，茎中痒痛，阴囊潮湿，口干口渴，尿色黄赤，苔黄而腻，脉滑数或弦数。

治则　清热利湿，软坚散结。

阴虚阳亢

主症　阴茎易举难倒，流精不止，五心烦热，口干盗汗，腰膝酸软，头晕耳鸣，舌红苔黄而薄，脉细数。

治则　滋阴清热，潜阳软坚。

瘀阻络滞

主症　阴茎强硬，久久不萎，皮肿色紫而暗，疼痛，头晕头胀，尿少而赤，少腹拘急，舌质暗赤或有瘀斑，脉弦涩而数。

治则　化瘀通窍，消肿止痛。

不射精

不射精症通常是指在性交过程中，阴茎能很好地勃起，但不管进行如何性交动作、性交持续时间多长，都难以达到性欲高潮，没有精液射出或难以在阴道内射精者。临床上，也有因勃起不坚，性交时间较短阴茎即软缩，因不能继续性刺激，而不射精者。此种情况本可归于阳痿，但其性交结果也是没有精液射出，故亦应属本症范畴。

不射精症依病史可分为原发性不射精症和继发性不射精症两种。前者是指从未有过阴道内射精史者，后者是指曾有过阴道内射精，后又丧失阴道内射精能力者。不射精症的发生以功能性多见。不射精症病人，因性交没有精液射出或者不能在妻子阴道内射精，而引起不育。

病因病机

中医认为肾主藏精，肝主疏泄，精液的藏泄与肝肾关系最为密切。而导致不射精的直接原因则是精关不开，精窍失灵。据此，分析其病因病机如下。

阴虚火旺

房事不节，淫欲过度；或频施手淫，耗竭阴精，而致阴虚火旺，阳用过强，一方面精不得泄，另一方面亦可因射精乏源而不射精。

命门火衰

先天禀赋薄弱，肾气不充；或恣情纵欲，损伤肾阳，命门火衰，无力开启精关，不能发动阴精外泄。

肝气郁结

多思妄想，所愿不遂，肝气郁结；或夫妻不和，或惧怕怀孕，情志不舒，均可使肝失疏泄，精关不灵，不能射精。

湿热下注

素嗜饮酒、喜食辛甘厚味，内生湿热，下注精窍；或感染湿热毒邪，内窜精室，扰乱精关，精关失于开启，不能射精。

心肾不交

劳心过度，损伤心神；或性交之时卒遇惊恐，逆乱肾气，心肾不交，精关开合失常，不能射精。

败精瘀血阻窍

纵欲贪欢，经常忍精不射，败精瘀阻；血瘀体质，或他病血瘀，阻于精窍，不利精关开合，不能射精。

痰浊阻闭精窍

素体肥胖，痰盛体质；或喜食肥甘，酿生痰浊，下注精室，阻闭精关，发为不射精。

西医认为不射精症的病因有器质性和功能性之分，临床上以器质性原因引起者很少见，主要是生殖器官解剖异常、脊髓病变、腰交感神经节切除以及盆腔手术损伤有关神经等因素引起。功能性病因分原发性和继发性，主要有以下方面。

❊ 缺乏必要的性知识，性交姿势不正确或性交动作幅度过小，甚者只将阴茎停留在阴道中无性交动作，不能够进行足够的性刺激，引不起射精需要的性兴奋。

❊ 性欲淡漠，无射精经历（如手淫），或因某种原因害怕女方怀孕，或因性交环境不适合等原因，限制了性刺激，降低了性兴奋，而引起不射精。

治法

治疗不射精的方法很多，有以下几种。

肝气郁结证

主症 心情不好的时候，肝气循环不畅会引起血瘀。行房事时忍精不射，精液也容易造成阻塞。其他脏腑组织病变没能及时治疗也可能会引起血瘀，导致精路阻 塞不能射精。

治则 疏肝理气，通关开窍；肝部化火者，兼以清肝泻火。

湿热下注证

主症 如果在饮食方面没有规律，不加节制，喜欢吃辛辣、味重的食物，身体容易形成湿热，阻塞精道，导致不能射精。

治则 清热利湿，通窍引精。

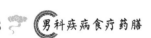

心肾不交证

主症 高兴、悲伤、紧张、惊恐等不良的情绪刺激，都会引起肾气逆乱，造成射精障碍。

治则 益肾养心，调节精关。

命门火衰证

主症 过度劳累、疲倦会损伤肾气，使得肾气不足造成不能射精；房事过度或情欲放纵，也会过度消耗肾气造成不射精；此外如果天生体虚，肾气不足，都会导致没有精子排出。

治则 温肾壮阳，通关开窍。

逆行射精症

逆行射精是指性交时出现情欲高潮，有射精快感，但不见有精液从尿道口排出，性交后尿液中出现精子和果糖，表示射精时精液逆行流入膀胱内。逆行射精因精液不能排泄在阴道内造成不孕，但临床较少见。

病因病机

中医则认为逆行射精的原因也很多，主要有以下几方面。

❀ 先天禀赋不足，后天克伐过度，手淫或房事不节，损伤肾阴；或热病后朗，肾阴亏虚，精关开合失司，当泄不泄，逆而后射。

❀ 素体肥胖，痰盛体质，或过食肥甘腻味，痰湿内生；或血瘀体质，或外伤血瘀，或他病致痰，皆可致痰瘀交阻，精关失和。

❀ 素嗜辛辣油腻之品，酿生湿热；或外感湿热毒邪，内窜精窍，扰乱精关，皆可导致精液逆而后射。

西医认为造成逆行射精的原因很多，主要有以下几方面。

·**神经损伤** 创伤或外科手术损伤交感神经可引起逆行射精。如腹膜后淋巴清扫手术、交感神经链切除、腹主动脉瘤切除等损伤下腹神经等。

·**泌尿生殖道的损伤** 由于骨盆骨折、尿道撕裂、手术损伤膀胱颈部括约肌，或经尿道电切膀胱颈部手术等，使膀胱颈部括约肌功能丧失，导致射精时尿道内口不能关闭，造成精液逆行于膀胱。

治法

治疗逆行射精的方法很多，有以下几种。

湿热下注型

主症　阴茎勃起正常，行房有性高潮及射精感，无精液射出，行房后有浑浊尿，阴部湿痒，尿黄赤，下肢酸沉。舌稍红，苔黄腻，脉弦滑。

治则　清热利湿。

瘀血内阻型

主症　阴茎勃起而胀甚，有性高潮及射精感，无精液射出，行房后尿浑浊；心烦易怒，或有小腹疼痛，腰痛。舌质暗红或有瘀点瘀斑，脉象弦或沉涩。

治则　活血化瘀。

泄白症

临床上有时会遇到这样一种现象，男子精液量少透明（约0.5~1.5毫升，一般不超过2毫升），刚排出时一般不凝固，镜检多无精子。其症状类似中医所说的早泄、滴白等，但又与它们明显不同。病人多以不孕症就诊，同房时阴茎尚未接触或刚刚触及女性阴门，即发生泄精，且阴茎随之软缩，但无射精快感。临床医生往往以其主诉"未交先泄"而诊为"早泄"，或因其不能交合而诊为"阳痿"，或以镜检精液无精子而诊为"无精子症"等。

病因病机

中医认为泄白症的发生，与脾旨气虚、阴虚火旺、肝肾阴虚、湿热下注等有关。

脾肾气虚，谷精陷而先流

男子之精按其来源分为谷精和肾精两部分，谷精由脾胃化生，下注精窍；肾精（精虫）由外肾滋生上输精室，阴阳交合，两精相搏，射而为精液。若

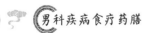

平素饮食不节，房劳过度，损伤脾肾，中气虚陷则不能摄精；"肾为胃之关"，肾气不足，则不能为胃守关，故谷精陷而先流，形成泄白。

阴虚火旺，灼迫精液早泄

现代医学认为，精液由精浆（包括前列腺液、精囊液、尿道球腺液、尿道旁腺液）和精子两部分组成。按中医理论可将其分为清精（精浆）和浊精（精子）两部分，故男子阴精可复分阴阳，其清者为阳，是精中清气，其浊者为阴，是精虫。清浊（阴阳）合泄方为精液，能使女子受妊。若少年采伐过度，导致阴虚火旺，则可灼迫清精，引阴中之阳外越，则清精（包括尿道旁腺液、尿道球腺液、前列腺液）舍阴独泄而为泄白。精中阳气一泄，无以鼓舞宗筋，则玉茎随之而软，不能交合。

肝肾阳虚，精关因摄不密

肝脏体明而用阳，一般不会出现阳虚，但肝郁疏泄太过，亦可损伤肝阳，肝肾同源，肝病及肾，肝阳受损可以导致肾阳虚；反过来，先天不足，或房劳过度损伤肾阳，亦可肾病及肝，导致肝阳虚。肝肾阳虚，则精关固摄不密，清精轻扬易动乘隙先出而为泄白，虚阳不继，玉茎随软，浊精无以鼓动，不能射出，故无精虫。

湿热下注，精关开合失司

感受湿邪，入里化热；或饮食不节，醉酒厚味，脾胃受损，湿热痰火内生，流注于下，扰乱精关，精关开合失司，导致精液浊者不射，清者先溢，发为泄白，精气一泄，难以作强，玉茎即软。

从西医角度分析，泄白症所泄之精，主要是前列腺液、尿道球腺液等（不包括精囊液），因此，其病因可能与下列因素有关。

✽ 青年男性，性知识贫乏，缺乏性交经验，新婚同房过于兴奋，心情紧张，前列腺等分泌液送出，而误认为已经射精，自虑是患早泄，不能同房，而对女方产生愧疚感，精神颓丧，阴茎随软。因不能性交，不能真正射精，导致不孕，镜检其"精液"中无精子，遂被诊为无精子症，加重了思想负担，导致病情恶性循环，日益加重。

✽ 前列腺炎、后尿道炎、精阜炎病人，性兴奋时，使精阜充血。易受激惹，而引起前列腺液过早流溢，产生畏惧心理，引起阴茎软缩。

治疗泄白症的方法很多，有以下几种。

脾肾气虚证

主症　未交泄白，性欲减退，脘腹坠胀，纳呆食少，腰膝酸软，肢体倦怠，少气懒言，面色萎黄，舌淡苔白，脉缓弱或沉细。

治则　健脾益肾，收摄谷精。

阴虚火旺证

主症　阴茎易勃，性欲亢奋，未交泄白，但无射精快感，阴茎随即消软，会阴坠胀，头晕、耳鸣、腰酸腿软、五心烦热，有时梦遗。舌红苔少，脉细致。

治则　滋阴清热，敛阳合泄。

肝肾阳虚证

主症　性欲减退，未交泄白，阴部寒凉感，头晕耳鸣，腰膝酸软、畏寒肢冷，舌淡白，脉沉细。

治则　温经暖肝，温补肾阳。

湿热下注证

主症　阴茎挺而不坚，胀大而热，未交泄白，或兼见会阴坠胀，或尿道灼热刺痛，口苦咽干，波赤便秘，舌红苔黄腻，脉滑数。

治则　清热利湿，固白止遗。

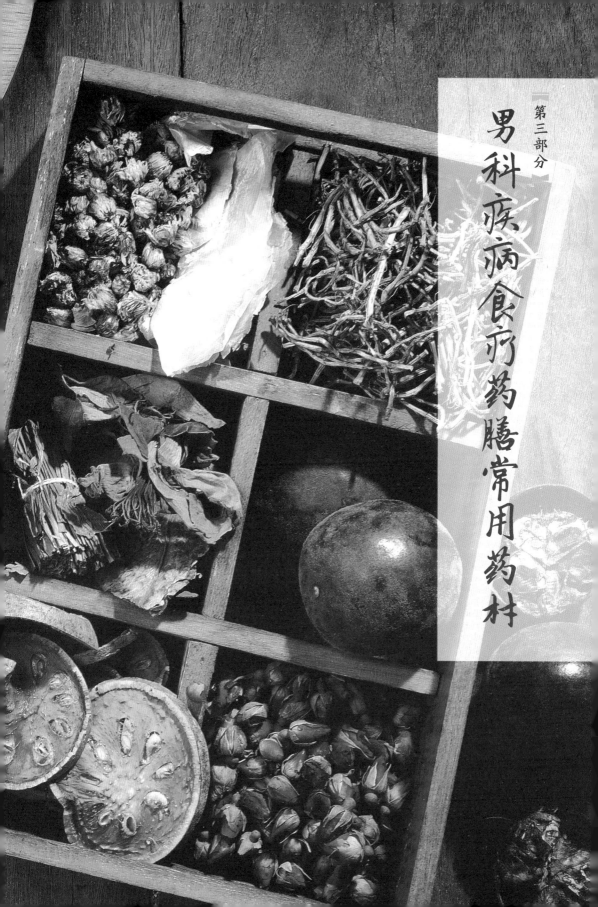

第三部分

男科疾病食疗药膳常用药材

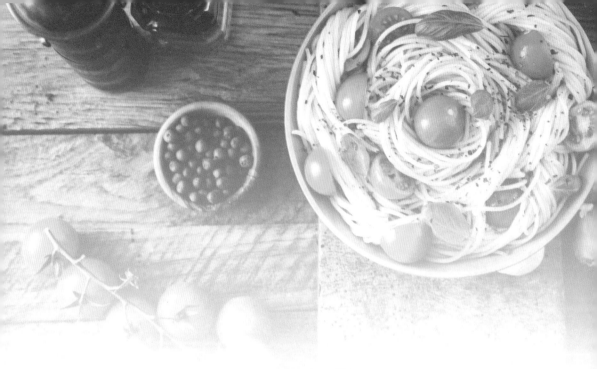

山 药

〖来　　源〗本品为薯蓣科植物薯蓣的干燥根茎。

〖性味归经〗味甘，性平。归脾、肺、肾经。

〖功能主治〗补脾养胃，生津益肺，补肾涩精。用于脾虚食少，久泻不止，肺虚喘咳，肾虚遗精，带下，尿频，虚热消渴。

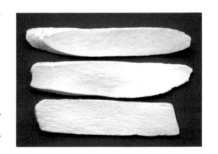

山药

选购提示

　　本品略呈圆柱形，弯曲而稍扁，长15~30厘米，直径1.5~6厘米。表面黄白色或淡黄色，有纵沟、纵皱纹及须根痕，偶有浅棕色外皮残留。体重，质坚实，不易折断，断面白色，粉性。无臭，味淡、微酸，嚼之发黏。光山药呈圆柱形，两端平齐，长9~18厘米，直径1.5~3厘米。表面光滑，白色或黄白色。以质坚实、粉性足、色洁白、干燥者为佳。

⚠ **注意事项**　有实邪者忌服。极少数人服用山药会引起过敏，皮肤出现红斑、红肿、丘疹。

鹿茸

『来　　源』本品为鹿科动物梅花鹿或马鹿的雄鹿未骨化密生茸毛的幼角。

『性味归经』甘、咸，温。归肾、肝经。

『功能主治』壮肾阳，益精血，强筋骨，调冲任，托疮毒。用于阳痿滑精，宫冷不孕，羸瘦，神疲，畏寒，眩晕耳鸣耳聋，腰脊冷痛，筋骨痿软，崩漏带下，阴疽不敛。

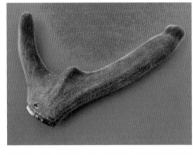

鹿茸

选购提示

花鹿茸　呈圆柱状分枝，具一个分枝者习称"二杠"，主枝习称"大挺"，长17~20厘米，锯口直径4~5厘米，离锯口约1厘米处分出侧枝，习称"门庄"，长9~15厘米，直径较大挺略细。外皮红棕色或棕色，多光润，表面密生红黄色或棕黄色细茸毛，上端较密，下端较疏；分岔间具1条灰黑色筋脉，皮茸紧贴。锯口黄白色，外围无骨质，中部密布细孔。体轻。气微腥，味微咸。具两个分枝者，习称"三岔"，大枝长23~33厘米，直径较二杠细，略呈弓形，微扁，枝端略尖，下部多有纵棱筋及突起疙瘩；皮红黄色，茸毛较稀而粗。

二茬茸　与头茬茸相似，但挺长而不圆或下粗上细，下部有纵棱筋。皮灰黄色，茸毛较粗糙，锯口外转多已骨化。体较重。无腥气。

花鹿茸以粗壮、主枝圆、顶端丰满、质嫩、毛细、皮色红棕、有油润光泽者为佳。

马鹿茸　较花鹿茸粗大，分枝较多，侧枝一个者习称"单门"，二个者习称"莲花"，三个者习称"三岔"，四个者习称"四岔"或更多。按产地分为"东马鹿茸"和"西马鹿茸"。

东马鹿茸　"单门"大挺长25~27厘米，直径约3厘米。外皮灰黑色，茸毛灰褐色或灰黄色，锯口面外皮较厚，灰黑色，中部密布细孔，质嫩；"莲花"大挺长可达33厘米，下部有棱筋，锯口面蜂窝状小孔稍大；"三岔"皮色深，质较老；"四岔"茸毛粗而稀，大挺下部具棱筋及疙瘩，分枝顶端多无毛，习称"捻头"。

西马鹿茸　大挺多不圆，顶端圆扁不一，长30~100厘米。表面有棱，多抽缩干瘪，分枝较长且弯曲，茸毛粗长，灰色或黑灰色。锯口色较深，常见骨质。气腥臭，味咸。

马鹿茸以饱满、体轻、毛色灰褐、下部无棱线者为佳。

⚠ **注意事项** 患有高血压、肾炎、肝炎以及中医所说的阴虚火旺、肝阳上亢者，均不宜服用鹿茸或含鹿茸的制剂。

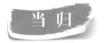

当归

『来　　源』本品为伞形科植物当归的干燥根。

『性味归经』味甘、辛，性温。归肝、心、脾经。

『功能主治』补血活血，调经止痛，润肠通便。用于血虚萎黄，眩晕心悸，月经不调，经闭痛经，虚寒腹痛，肠燥便秘，风湿痹痛，跌扑损伤，痈疽疮疡。酒当归活血通经，用于经闭痛经，风湿痹痛，跌打损伤。

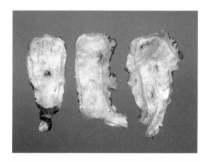

当归

选购提示

　　根略呈圆柱形，根头称"归头"，主根称"归身"，支根称"归尾"，全体称"全归"。全长15~25厘米，表面黄棕色至深褐色，有纵皱纹及横长皮孔；根头膨大，具环纹，直径1.5~4厘米，上端钝圆，有残留的茎基及叶鞘痕；主根粗短，长1~3厘米，直径1.5~3厘米，表面凹凸不平；支根3~5条或更多，上粗下细，多扭曲，有少数须根痕。质柔韧，断面黄白色或淡黄棕色，皮部厚，有细小裂隙及棕色油点，形成层环浅黄棕色，木质部色较淡。有浓郁香气，味甘、辛、微苦。

　　以主根粗长、油润、外皮色黄棕、断面色黄白、气味浓郁者为佳。柴性大、干枯无油或断面呈绿褐色者不可供药用。

⚠ **注意事项** 湿阻中满及大便溏泄者忌服。

杜 仲

〖来　源〗本品为杜仲科植物杜仲的干燥树皮。

〖性味归经〗甘，温。归肝、肾经。

〖功能主治〗补肝肾，强筋骨，安胎。用于肾虚腰痛，筋骨无力，妊娠漏血，胎动不安，高血压。

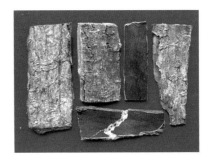

杜仲

选购提示

呈板片状或两边稍向内卷，厚2~7毫米。外表面淡灰棕色或灰褐色，有不规则纵沟、裂纹及斜方形皮孔，有时可见淡灰色地衣斑，刮去粗皮者，呈淡棕色而较平滑。内表面暗紫色，光滑。质脆，易折断，断面有细密而富弹性的银白色胶丝相连，一般可慢慢拉至1厘米以上才断。气微，味稍苦，嚼之有胶状感。以皮厚、块大、去净粗皮、断面丝多、内表面暗紫色者为佳。

⚠ **注意事项**　阴虚火旺者慎用。

金樱子

〖来　源〗本品为蔷薇科植物金樱子的干燥成熟果实。

〖性味归经〗酸、甘、涩，平。归肾、膀胱、大肠经。

〖功能主治〗固精缩尿，涩肠止泻。用于遗精滑精，遗尿尿频，崩漏带下，久泻久痢。

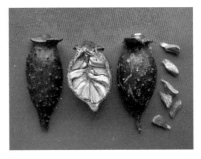

金樱子

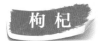

选购提示

本品为花托发育而成的假果，呈倒卵形，长2~3.5厘米，直径1~2厘米。表面红黄色或红棕色，有突起的棕色小点，系毛刺脱落后的残基。顶端有盘状花萼残基，中央有黄色柱基，下部渐尖。质硬。切开后，花托壁厚1~2毫米，内有多数坚硬的小瘦果，内壁及瘦果均有淡黄色绒毛。无臭，味甘、微涩。均以果大、色红黄者为佳。

⚠ **注意事项** 部分病人有便秘、腹痛、小腹痛、下腹部胀感，个别发生咳嗽。

枸 杞

〖来　　源〗本品为茄科植物宁夏枸杞的干燥成熟果实。

〖性味归经〗甘，平。归肝、肾经。

〖功能主治〗滋补肝肾，益精明目。用于虚劳精亏，腰膝酸痛，眩晕耳鸣，内热消渴，血虚萎黄，目昏不明。

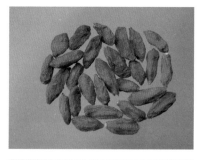

枸杞

选购提示

本品呈类纺锤形或椭圆形，长6~20毫米，直径3~10毫米。表面红色或暗红色，顶端有小凸起状的花柱痕，基部有白色的果梗痕。果皮柔韧，皱缩；果肉肉质，柔润。种子20~50粒，类肾形，扁而翘，长1.5~1.9毫米，宽1~1.7毫米，表面浅黄色或棕黄色。气微，味甜。

⚠ **注意事项** 外邪实热，脾虚有湿及泄泻者忌服。极个别人服后会出现皮疹、皮肤潮红等过敏反应。

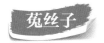

『来　　源』本品为旋花科植物菟丝子的干燥成熟种子。

『性味归经』味甘，性温。归肝、肾、脾经。

『功能主治』滋补肝肾，固精缩尿，安胎，明目，止泻。用于阳痿遗精，尿有余沥，遗尿尿频，腰膝酸软，目昏耳鸣，肾虚胎漏，胎动不安，脾肾虚泻；外治白癜风。

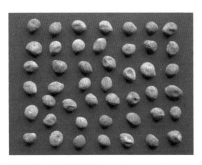

菟丝子

选购提示

本品呈类球形，直径1~1.5毫米。表面灰棕色或黄棕色，具细密突起的小点，一端有微凹的线形种脐。质坚实，不易以指甲压碎。气微，味淡。以颗粒饱满、干燥无杂质者为佳。

⚠ **注意事项**　孕妇、血崩、阳强、便结、肾脏有火、阴虚火动，六者禁用。

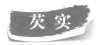

『来　　源』本品为睡莲科植物芡的干燥成熟种仁。

『性味归经』甘、涩，平。归脾、肾经。

『功能主治』益肾固精，补脾止泻，祛湿止带。用于梦遗滑精，遗尿尿频，脾虚久泻，白浊，带下。

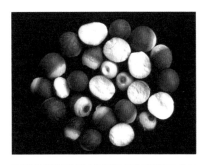

芡实

　　本品呈类球形，多为破粒。完整者直径5~8毫米。表面有棕红色内种皮，一端黄白色，约占全体1/3，有凹点状的种脐痕，除去内种皮显白色。质较硬，断面白色，粉性。无臭，味淡。以颗粒饱满、均匀、粉性足、无破碎、干燥无杂质者为佳。

　　⚠ **注意事项**　腹实肠燥、老年气弱、阴虚津亏而见有大便干结者不宜服用。

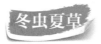

冬虫夏草

　　『来　　源』本品为麦角菌科真菌冬虫夏草寄生在蝙蝠蛾科昆虫幼虫上的子座及幼虫尸体的干燥复合体。

　　『性味归经』味甘，性平。归肺、肾经。

　　『功能主治』补肾益肺，止血化痰。用于肾虚精亏，阳痿遗精，腰膝酸痛，久咳虚喘，痨嗽咯血。

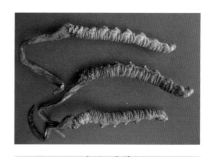

冬虫夏草

　　本品为虫体及虫体头部长出的真菌子座相连的复合体。虫体形如蚕，长3~5厘米，直径0.3~0.8厘米；外表呈深黄至黄棕色，环纹明显，近头部环纹较细，共有20~30个环纹；全身有足8对，以中部4对较明显。头部红棕色。虫体质脆，易折断，断面略平坦，淡黄白色。真菌子座呈深棕色至棕褐色的细长圆柱形，约4~7厘米，直径约0.3厘米；表面有细小的纵向皱纹，上部稍膨大；质柔韧，断面类白色。气微腥，味微苦。以完整、虫体丰满肥大、外色黄亮、内色白、子座短者为佳。

　　⚠ **注意事项**　风湿性关节炎患者应减量服用，儿童、孕妇、哺乳期妇女及感冒发烧、脑出血人群不宜吃，有实火或邪胜者不宜用。

龙眼肉

『来　　源』本品为无患子科植物龙眼的假种皮。

『性味归经』甘，温。归心、脾经。

『功能主治』补益心脾，养血安神。用于气血不足，心悸怔忡，健忘失眠，血虚萎黄。

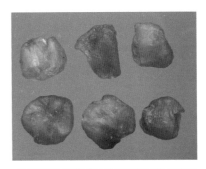

龙眼肉

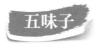 选购提示

本品为纵向破裂的不规则薄片，常数片黏结。长约1.5厘米，宽2~4厘米，厚约0.1厘米。棕褐色，半透明。一面皱缩不平，一面光亮而有细纵皱纹。质柔润。气微香，味甜。以肉厚片大、色棕黄、甘味浓、干燥洁净者为佳。

⚠ **注意事项**　湿阻中满及胃有痰饮者忌用。

五味子

『来　　源』本品为木兰科植物五味或华中五味的干燥成熟果实。

『性味归经』酸、甘，温。归肺、心、肾经。

『功能主治』收敛固涩，益气生津，补肾宁心。用于久咳虚喘，梦遗滑精，遗尿尿频，久泻不止，自汗，盗汗，津伤口渴，短气脉虚，内热消渴，心悸失眠。

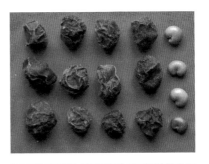

北五味子

北五味子 呈不规则的球形或扁球形，直径5~8毫米。表面红色、紫红色或暗红色，皱缩，显油润，果肉柔软，有的表面呈黑红色或出现"白霜"。种子1~2，肾形，表面棕黄色，有光泽，种皮薄而脆。果肉气微，味酸；种子破碎后，有香气，味辛、微苦。

南五味子 粒较小，表面棕红色至暗棕色，干瘪，皱缩，果肉常紧贴种子上。以粒大、果皮紫红、肉厚、柔润者为佳。北五味较南五味优良。

⚠️ **注意事项** 高热哮喘者勿用，咳嗽初起、外有表邪内未解、内有实热及痧疹初发者忌用。

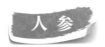

『来　　源』本品为五加科植物人参的干燥根。

『性味归经』甘、微苦，平。归脾、肺、心经。

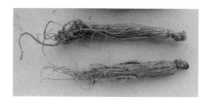

人参

『功能主治』大补元气，复脉固脱，补脾益肺，生津，定神。用于体虚欲脱，肢冷脉微，脾虚食少，肺虚喘咳，津伤口渴，内热消渴，久病虚羸，惊悸失眠，阳痿宫冷；心力衰竭，心源性休克。

生晒参 主根呈纺锤形或圆柱形，表面淡黄色，上部有断续的横纹。根茎（芦头）长1~4厘米，直径约0.5~1.5厘米，有稀疏的碗状茎痕及1至数条不定根。支根2~6条，末端多分歧，有许多细长的须状根。香气特异，味微苦、甘。

生晒山参 呈人字形、菱形或圆柱形，长2~10厘米；表面灰黄色，具纵纹，上部有紧密而深陷的环状横纹，支根多为两条，须根细长，清晰不乱，有明显的疣状突起，习称珍珠疙瘩。根茎细长，上部具密集的茎痕，不定根较粗，形似枣核。

⚠️ **注意事项** 不宜与藜芦同用。畏五灵脂，恶皂荚。服人参不宜喝茶，吃萝卜。实证、热证而正气不虚者忌服，用之不当亦可引起兴奋、烦躁、失眠等副作用。

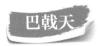

巴戟天

[来　源] 本品为茜草科多年生藤本植物巴戟天的根。

[性味归经] 味辛、甘，性温。入心、肝、脾、肾经。

[功能主治] 补肾阳，强筋骨，祛风湿。用于阳痿遗精，宫冷不孕，月经不调，少腹冷痛，风湿痹痛，筋骨痿软。

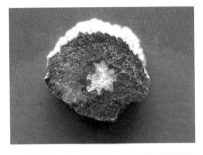

巴戟天

选购提示

干燥的根呈弯曲扁圆柱形或圆柱形，长度不等，直径约1~2厘米。表面灰黄色。有粗而不深的纵皱纹及深陷的横纹，甚至皮部断裂而露出木部，形成长约1~3厘米的节，形如鸡肠，故土名"鸡肠风"。折断面不平，横切面多裂纹；皮部呈鲜明的淡紫色，木部黄棕色，皮部宽度为木部的两倍。气无，味甜而略涩。以条大、肥壮、连珠状、木心小、细润、色紫黑、干燥无泥沙者为佳。

⚠️ **注意事项** 阴虚火旺者忌服。

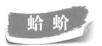

蛤蚧

[来　源] 本品为壁虎科动物蛤蚧的干燥体。

[性味归经] 咸，平。归肺、肾经。

[功能主治] 补肺益肾，纳气定喘，助阳益精。用于虚喘气促，劳嗽咯血，阳痿遗精。

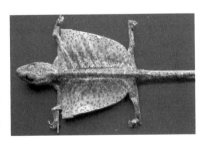

蛤蚧

本品呈扁片状，头颈部及躯干部长9~18厘米，头颈部约占三分之一，腹背部宽6~11厘米，尾长6~12厘米。头略呈扁三角状，两眼多凹陷成窟窿，口内有细齿，生于颚的边缘，无异型大齿。吻部半圆形，吻鳞不切鼻孔，与鼻鳞相连，上鼻鳞左右各1片，上唇鳞12~14对，下唇鳞（包括颏鳞）21片。腹背部呈椭圆形，腹薄。背部呈灰黑色或银灰色，有黄白色或灰绿色斑点散在或密集成不显著的斑纹，脊椎骨及两侧肋菁葵起。四足均具5趾；趾间仅具蹼迹，足趾底有吸盘。尾细而坚实，微现骨节，与背部颜色相同，有6~7个明显的银灰色环带。全身密被圆形或多角形微有光泽的细鳞，气腥，味微咸。以体大、尾粗而长、无虫蛀、干燥者为佳。

⚠ **注意事项**　风寒及痰饮喘咳不宜服用。

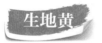

生地黄

『来　源』本品为玄参科植物地黄的新鲜或干燥块根。

『性味归经』鲜地黄甘、苦，寒；归心、肝、肾经，清热生津，凉血，止血。

生地黄甘，寒；归心、肝、肾经，清热凉血，养阴，生津。

熟地黄甘，微温；归肝、肾经。滋阴补血，益精填髓。

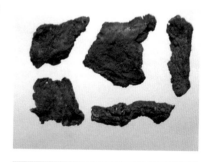

生地黄

『功能主治』鲜地黄用于热病伤阴，舌绛烦渴，发斑发疹，吐血，衄血，咽喉肿痛；生地黄用于热病舌绛烦渴，阴虚内热，骨蒸劳热，内热消渴，吐血，衄血，发斑发疹；熟地黄用于肝肾阴虚，腰膝酸软，骨蒸潮热，盗汗遗精，内热消渴，血虚萎黄，心悸怔忡，月经不调，崩漏下血，眩晕，耳鸣，须发早白。

选购提示

鲜地黄 呈纺锤形或条状，长8~24厘米，直径 2~9厘米。外皮薄，表面浅红黄色，具弯曲的纵皱纹、芽痕、横长皮孔及不规则疤痕。肉质，易断，断面皮部淡黄白色，可见橘红色油点，木部黄白色，导管呈放射状排列。气微，味微甜、微苦。

生地黄 多呈不规则的团块状或长圆形，中间膨大，两端稍细，有的细小，长条状，稍扁而扭曲，长6~12厘米，直径 3~6厘米。表面棕黑色或棕灰色，极皱缩，具不规则的横曲纹。体重，质较软而韧，不易折断，断面棕黑色或乌黑色，有光泽，具黏性。无臭，味微甜。

熟地黄 本品为不规则的块片、碎块，大小、厚薄不一。表面乌黑色，有光泽，黏性大。质柔软而带韧性，不易折断，断面乌黑色，有光泽。无臭，味甜。

⚠ **注意事项** 生地脾虚泄泻、胃虚食少、胸膈多痰者慎服。本品性寒而滞，脾虚湿滞者不宜使用。该药使用安全，极少数病人服用生地后出现腹痛、腹泻、疲乏、心悸等反应，数日后可自行消失。生地性寒多液而腻滞，易伤脾阳而困脾气，凡脾虚有湿、大便溏稀以及阳气虚弱者不宜服用。

怀牛膝

〖来　源〗本品为苋科植物牛膝的干燥根。

〖性味归经〗味苦、酸，性平。归肝、肾经。

〖功能主治〗补肝肾，强筋骨，逐瘀通经，引血下行。用于腰膝酸痛，下肢拘挛，筋骨无力，经闭癥瘕，肝阳眩晕。

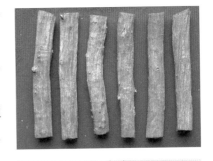

怀牛膝

呈细长圆柱形，稍弯曲，上端略粗，根头部近木化。长15~50厘米，直径0.4~1厘米。表面灰黄色或淡棕色，有略扭曲的细微纵皱、侧根痕及横长皮孔。质硬脆，易折断，受潮变柔韧。断面平坦，黄棕色，略呈角质样，中心维管束木部较大，黄白色，周围有2~4轮呈同心环状排列的黄白色小筋脉点。气微，味微甜而稍带苦涩。以根长、肉肥、皮细、黄白色者为佳。

⚠ **注意事项** 孕妇及月经过多者慎用。

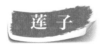

〖来　源〗本品为睡莲科植物莲的干燥成熟种子。

〖性味归经〗味甘、涩，性平。归脾、肾、心经。

〖功能主治〗补脾止泻，益肾涩精，养心安神。用于脾虚久泻，遗精带下，心悸失眠。

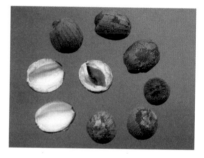

莲子

选购提示

本品略呈椭圆形或类球形，长1.2~1.8厘米，直径0.8~1.4厘米。表面浅黄棕色至红棕色，有细纵纹和较宽的脉纹。一端中心呈乳头状突起，深棕色，多有裂口，其周边略下陷。质硬，种皮薄，不易剥离。子叶呈黄白色，肥厚，中有空隙，具绿色莲子心。无臭，味甘、微涩；莲子心味苦。以饱满、质重坚硬者为佳。

⚠ **注意事项** 大便燥结者不宜服用。莲子有收涩作用，年老、体弱者津液不足，大便秘结，不宜用本品。

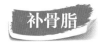

〖来　源〗本品为豆科植物补骨脂的干燥成熟果实。

〖性味归经〗辛、苦，温。归肾、脾经。

〖功能主治〗温肾助阳，纳气，止泻。用于阳痿遗精，遗尿尿频，腰膝冷痛，肾虚作喘，五更泄泻。外用治白癜风和斑秃。

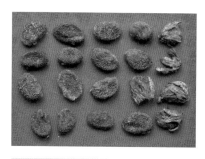

补骨脂

选购提示

　　本品呈肾形，略扁，长3~5毫米，宽2~4毫米，厚约1.5毫米。表面黑色或黑褐色，具细微网状皱纹，凹凸不平（放大）。顶端钝圆，有一小突起，凹侧有果柄痕。有时外附膜质宿萼，上有黑色腺点。质坚硬。果皮薄，与种子不易分离。种子1，子叶2，黄白色，有油性。气香，味辛、微苦。以粒大、饱满、色黑者为佳。

⚠ **注意事项**　阴虚火旺及大便秘结者忌服。

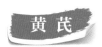

〖来　源〗本品为豆科植物蒙古黄芪或膜荚黄芪的干燥根。

〖性味归经〗甘，温。归肺、脾经。

〖功能主治〗补气固表，利尿消肿，托疮生肌。用于气虚乏力，食少便溏，中气下陷，久泻脱肛，便血崩漏，表虚自汗，气虚水肿，痈疽难溃，久溃不敛，血虚萎黄，内热消渴；慢性肾炎蛋白尿，糖尿病。

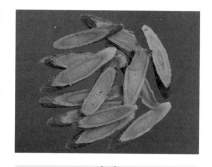

黄芪

本品呈圆柱形，有的有分枝，上端较粗，长30~90厘米，直径1~3.5厘米。表面淡棕黄色或淡棕褐色，有不整齐的纵皱纹或纵沟。质硬而韧，不易折断，断面纤维性强，并显粉性，皮部黄白色，木部淡黄色，有放射状纹理及裂隙，老根中心偶有枯朽状，黑褐色或呈空洞。气微，味微甜，嚼之微有豆腥味。均以根条粗长、皱纹少、粉性足、坚实绵韧、味甘、无空心及黑心者为佳。

⚠ **注意事项** 凡有感冒发热、胸腹满闷等症者，不宜服用黄芪；如患有肺结核病的人，有发热、口干唇燥、咯血等症状者，不宜单独服用黄芪；痈疽初起或溃后热毒尚盛等证，均不宜服用黄芪。黄芪可使染色体畸变率和细胞微核率明显增高，故孕妇不宜长期大量应用。表实邪盛，气滞湿阻，食积内停，阴虚阳亢，热毒疮肿等均不宜使用。

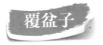

覆盆子

『来　源』本品为蔷薇科植物华东覆盆子的干燥果实。

『性味归经』甘、酸，温。归肾、膀胱经。

『功能主治』益肾，固精，缩尿。用于肾虚遗尿，小便频数，阳痿早泄，遗精滑精。

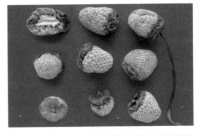

覆盆子

本品为聚合果，由多数小核果聚合而成，呈圆锥形或扁圆锥形，高0.6~1.3厘米，直径0.5~1.2厘米。表面黄绿色或淡棕色，顶端钝圆，基部中心凹入。宿萼棕褐色，下有果梗痕。小果易剥落，每个小果呈半月形，背面密被灰白色茸毛，两侧有明显的网纹，腹部有突起的棱线。体轻，质硬。气微，味微酸涩。以果大、饱满、完整、色黄绿、洁净、无梗叶等杂质者为佳。

⚠ **注意事项** 肾虚有火，小便短涩者慎服。

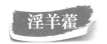

『来　　源』本品为小檗科植物淫羊藿、箭叶淫羊藿、柔毛淫羊藿、巫山淫羊藿或朝鲜淫羊藿的干燥地上部分。

『性味归经』辛、甘，温。归肝、肾经。

『功能主治』补肾阳，强筋骨，祛风湿。用于阳痿遗精，筋骨痿软，风湿痹痛，麻木拘挛；更年期高血压。

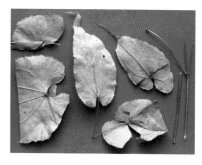

淫羊藿

选购提示

淫羊藿　茎细圆柱形，长约20厘米，表面黄绿色或淡黄色，具光泽。茎生叶对生，二回三出复叶；小叶片卵圆形，长3~8厘米，宽2~6厘米；先端微尖，顶生小叶基部心形，两侧小叶较小，偏心形，外侧较大，呈耳状，边缘具黄色刺毛状细锯齿；上表面黄绿色，下表面灰绿色，主脉7~9条，基部有稀疏细长毛，细脉两面突起，网脉明显；小叶柄长1~5厘米。叶片近革质。无臭，味微苦。

箭叶淫羊藿　一回三出复叶，小叶片长卵形至卵状披针形，长4~12厘米，宽2.5~5厘米；先端渐尖，两侧小叶基部明显偏斜，外侧呈箭形。下表面疏被粗短伏毛或近无毛。叶片革质。

柔毛淫羊藿　叶下表面及叶柄密被绒毛状柔毛。

巫山淫羊藿　小叶片披针形至狭披针形，长9~23厘米，宽1.8~4.5厘米；先端渐尖或长渐尖，边缘具刺齿，侧生小叶基部的裂片偏斜，内边裂片小，圆形，外边裂片大，三角形，渐尖。下表面被绵毛或秃净。

朝鲜淫羊藿　小叶较大，长4~10厘米，宽3.5~7厘米，先端长尖。叶片较薄。

以梗少、叶多、色黄绿、不破碎者为佳。

⚠ **注意事项**　阴虚火旺者忌服。

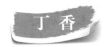

丁 香

〖来　源〗本品为桃金娘科植物丁香的干燥花蕾。

〖性味归经〗辛，温。归脾、胃、肺、肾经。

〖功能主治〗温中降逆，补肾助阳。用于脾胃虚寒，呃逆呕吐，食少吐泻，心腹冷痛，肾虚阳痿。

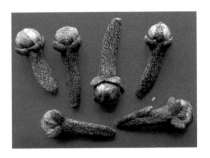

丁香

选购提示

　　丁香略呈研棒状，长1~2厘米。花冠圆球形，直径0.3~0.5厘米，花瓣4，复瓦状抱合，棕褐色至褐黄色，花瓣内为雄蕊和花柱，搓碎后可见众多黄色细粒状的花药。萼筒圆柱状，略扁，有的稍弯曲，长0.7~1.4厘米，直径0.3~0.6厘米，红棕色或棕褐色，上部有4枚三角状的萼片，十字状分开。质坚实，富油性。气芳香浓烈，味辛辣、有麻舌感。以花蕾干燥、个大、饱满、色棕紫而新鲜、香气浓烈、油性足者为佳。

⚠ **注意事项**　丁香畏郁金。热病及阴虚内热者忌服。

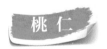

桃 仁

〖来　源〗本品为蔷薇科植物桃和山桃的干燥成熟种子。

〖性味归经〗苦、甘，平。归心、肝、大肠经。

〖功能主治〗活血祛瘀，润肠通便。用于经闭，痛经，癥瘕痞块，跌打损伤，肠燥便秘。

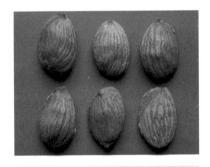

桃仁

桃仁　呈扁长卵形，长1.2~1.8厘米，宽0.8~1.2厘米，厚2~4毫米。顶端尖，中部膨大，基部钝圆而偏斜，边缘薄。顶端一侧有1短线状种脐，基部有略深色合点。种皮薄，黄棕色至红棕色，有纵皱，自合点处散出多数脉纹。子叶2，乳白色，富油性。气微，味微苦。

山桃仁　类长卵形，较小而肥厚，长约0.9厘米，宽约0.7厘米，厚约0.5厘米。

以干燥、大小均匀、饱满不碎者为佳。

⚠ **注意事项**　孕妇忌服；气虚血少、脾虚便溏、无瘀滞者不宜服用。

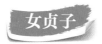

〖来　　源〗本品为木犀科植物女贞的果实。

〖性味归经〗甘、苦，凉。归肝、肾经。

〖功能主治〗滋补肝肾，清热，明目，乌发。用于阴虚内热，眩晕耳鸣，腰膝酸软，须发早白，目暗不明等。

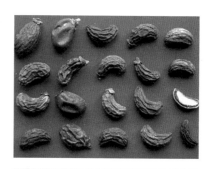

女贞子

本品呈卵形、椭圆形或肾形，长6~8.5毫米，直径3.5~5.5毫米。表面黑紫色或灰黑色，皱缩不平，基部有果梗痕或具宿萼及短梗，体轻。外果皮薄，中果皮较松软，易剥离，内果皮木质，黄棕色，具纵棱，破开后种子通常为1粒，肾形，紫黑色，油性。无臭，味甘、微苦涩。以粒大、饱满、篮黑色、质坚实、无杂质为佳。

⚠ **注意事项**　本品多用易致滑肠，如脾胃虚寒泄泻者，不宜应用。本品若和西药中的碳酸氢钠、氨茶碱同时服用，会降低疗效，也会加重尿结晶的形成，损害肾功能。

薏苡仁

〖来　　源〗本品为禾本科植物薏苡的干燥成熟种仁。

〖性味归经〗甘、淡，凉。归脾、胃、肺经。

〖功能主治〗健脾渗湿，除痹止泻，清热排脓。用于水肿，脚气，小便不利，湿痹拘挛，脾虚泄泻，肺痈，肠痈；扁平疣。

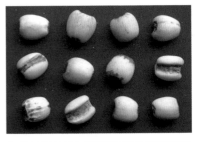

薏苡仁

选购提示

本品呈宽卵形或长椭圆形，长4~8毫米，宽3~6毫米。表面乳白色，光滑，偶有残存的黄褐色种皮。一端钝圆，另端较宽而微凹，有1淡棕色点状种脐。背面圆凸，腹面有1条较宽而深的纵沟。质坚实，断面白色，粉性。气微，味微甜。以粒大充实、色白、无破碎者为佳。

肉苁蓉

〖来　　源〗为列当科一年生寄生草本植物肉苁蓉带鳞的肉质茎。

〖性味归经〗甘、咸，温。归肾、大肠经。

〖功能主治〗补肾阳，益精血，润肠通便。主治阳痿，不孕，腰膝酸软，筋骨无力；肠燥便秘。

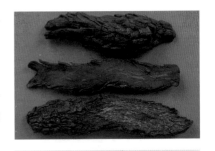

肉苁蓉

选购提示

甜苁蓉　呈圆柱状而稍扁。一端略细，稍弯曲，长10~30厘米，直径3~6厘米。表面灰棕色或褐色，密被肥厚的肉质鳞片，呈覆状排列，质坚实，微有韧性，肉质而带油性不易折断，断面棕色，有花白点或裂隙，气微弱，味微甜。

咸苁蓉　形状较不整齐，黑褐色，质较软，外面带有盐霜，断面黑色。气微，味咸。

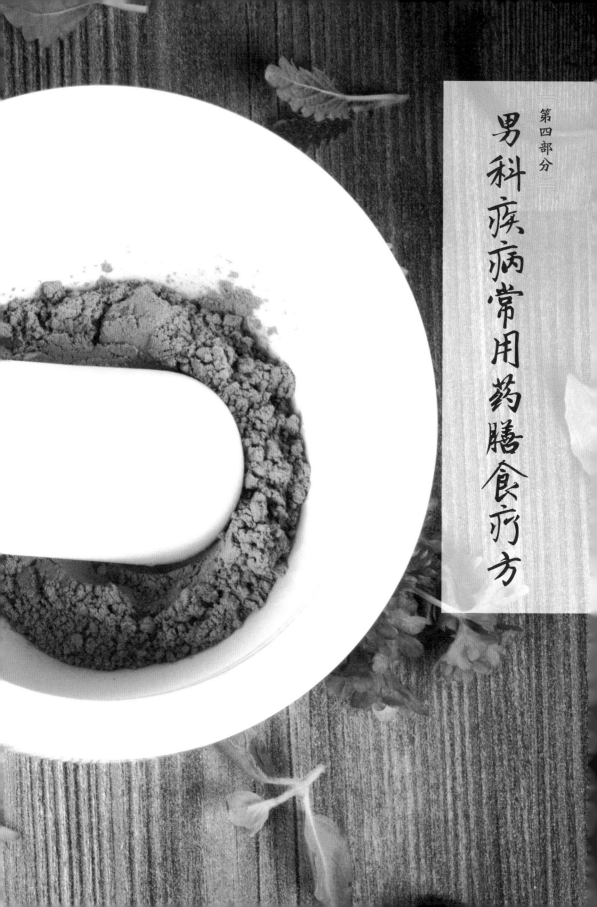

第四部分

男科疾病常用药膳食疗方

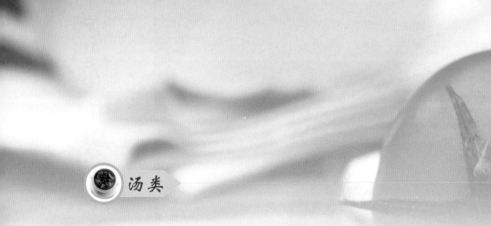

汤类

甲鱼狗肉汤

【配方】枸杞子 20 克　莲子 20 克　狗肉 250 克　大葱 15 克　甲鱼 250 克　料酒、胡椒粉、味精、食盐、生姜适量

【功效】滋肾固精，益气温阳。适用于肾虚所致的不射精、阳痿、夜尿频等症。

【制作】1. 将狗肉洗净，切块；甲鱼宰杀，洗净，切成块；将枸杞子、莲子洗净。

2. 甲鱼、狗肉、莲子和枸杞子全部放入砂锅内，放入适量大葱、生姜、料酒和食盐，加入清水 2000 毫升左右；用武火煮沸，再用文火煨炖 2 小时左右至狗肉熟烂。

3. 待肉熟烂后停火，加入胡椒粉和味精调味即成。

【食法】佐餐食用。

【配方】核桃仁 30 克　百合 10 克　猪肾 2 只　葱片 10 克
　　　　食用油 20 毫升　料酒 10 毫升　姜片 6 克　精盐、
　　　　酱油、味精、胡椒粉、香菜末适量

【功效】补肾益气，固精强腰。适用于治疗肾虚腰膝冷痛、
　　　　阳痿、遗精、性功能低下等症。

核桃仁
猪肾汤

【制作】1.将猪肾剖开，去筋膜，洗净，切成薄片，入沸水
　　　　　　中略焯，捞出沥干水分。

　　　　2.炒锅上火，放入食用油烧热，投入姜片、葱片炝
　　　　　　锅，加水适量，放入猪肾片、核桃仁、百合、料
　　　　　　酒、精盐、酱油，大火烧沸，改用文火煮5~7分
　　　　　　钟，撇去浮沫，调入味精、胡椒粉，撒上香菜末
　　　　　　即成。

【食法】每日 1 剂，分 2~3 次食完，连服 7 天。

【配方】羊肾 2 枚　杜仲 5 克　五味子 6 克　百合 10 克
　　　　葱、姜、味精、盐、料酒适量

【功效】温阳固精，补肝肾。适用于肾虚腰痛、阳痿、遗精、
　　　　伴腰膝酸软等症。

羊肾杜仲
五味汤

【制作】1.将羊肾洗净，去掉臊腺，切碎；杜仲、五味子、
　　　　　　百合用纱布包扎，与羊肾同放砂锅内，加水适量
　　　　　　及葱、姜、料酒。

　　　　2.用文火炖至熟透后，加入盐、味精调味即可服用。

【食法】空腹服用。

【配方】菟丝子 20 克　巴戟天 50 克　枸杞 20 克　鹿鞭 50 克
　　　　狗鞭 100 克　公鸡 1 只　料酒 10 毫升　生姜 5 克
　　　　葱 2 根　胡椒粉 3 克　味精 3 克　食盐、鸡油适量

【功效】温肾壮阳，补肺健脾。适用于肾虚腰痛、阳痿、早
　　　　泄等症。

【制作】1.将鹿鞭用温水发透，刮去粗皮杂质，削开，再刮
　　　　　去内膜筋皮，洗净，切段；狗鞭先用油沙炒，再
　　　　　用温水浸泡，刮去泥沙，洗干净；鸡宰杀后，去毛、
　　　　　内脏及爪，洗净，剁块；三味中药洗净，去杂质，
　　　　　装入纱布袋内，扎紧口；姜拍松，葱切段。

　　　　2.在炖锅内注入水 500 毫升，放入鹿鞭段，放入姜、
　　　　　葱、料酒用中火煮 15 分钟，重复煮 2 次，以除去
　　　　　鹿鞭的腥味，除去用过的汤。

　　　　3.在炖锅内，放入鹿鞭、狗鞭、鸡、药袋、姜、葱，
　　　　　加水 3000 毫升，先置武火上烧沸，再用文火炖 1
　　　　　小时，放入盐、味精、胡椒粉、鸡油调味，除去
　　　　　药包即成。

【食法】每日 1 次，佐餐食用。

【注意】阴虚火旺者忌食。

【配方】白果仁 10 克　芡实 12 克　莲子 12 克
　　　　金樱子 12 克

【功效】补肾摄精。适用于遗精、早泄等症。

【制作】将白果仁、芡实、莲子、金樱子共入锅中，加水煎沸后，
　　　　再煎 2 分钟即成。

【食法】每日 1 剂，连用 10 日为一个疗程。

【配方】肉苁蓉 20 克　枸杞子 10 克　核桃仁 20 克
　　　　鱼头 1 个　蒜 10 克　生姜 10 克　料酒 10 毫升
　　　　食盐、鸡精适量

【功效】温补肾阳。适用于肾阳虚、肢冷等症。

【制作】1.将鱼头洗净，去腮；核桃仁、肉苁蓉洗净，浸润，
　　　　　切片；枸杞子洗净浸润；姜拍松，葱切段。

枸杞苁蓉鱼头汤

　　　　2.将锅置武火上烧热，加入水 1000 毫升，烧沸后放
　　　　　入鱼头、核桃仁、肉苁蓉，水沸后，除去浮沫，
　　　　　放入料酒、姜、葱、枸杞子和蒜，用文火煮 20 分
　　　　　钟，加入盐、鸡精调味即成。

【食法】佐餐食用。

【注意】阴虚火旺者忌食。

【配方】沙苑子 30 克　菟丝子 30 克　肉苁蓉 15 克
　　　　鳖肉 1000 克　姜片 15 克　菜油、精盐适量

【功效】补肾阳，益精。适用于治疗肾虚精衰、性欲减退、
　　　　阳痿、遗精、失眠等症。

【制作】1.将沙苑子、菟丝子、肉苁蓉洗净、滤干备用。

　　　　2.将鳖活杀，剖腹留肝、蛋，去肠杂，切成大块。

蒺藜菟丝甲鱼汤

　　　　3.将菜油放入锅中，用武火烧热，先入生姜片，随
　　　　　即倒入鳖肉块，翻炒 5 分钟后，加入冷水少量，
　　　　　再焖炒 5 分钟，盛入砂锅内。

　　　　4.沙苑子、肉苁蓉、菟丝子装入纱布袋内，扎紧
　　　　　袋口，放入砂锅，加冷水少量，用武火煮沸后，
　　　　　改用文火慢炖 60 分钟，放入精盐，再炖 30 分钟
　　　　　即成。

【食法】喝汤，吃鳖肉。

金樱芡实鸡汤

【配方】金樱子 15 克　芡实 30 克　莲子 20 克　母鸡 1 只　生姜 10 克　胡椒粉 1 克　米酒 10 毫升　葱 2 根　食盐、鸡精适量

【功效】补肾固精。适用于遗精、滑精、早泄等症。

【制作】将金樱子洗净切碎；芡实、莲子洗净；将母鸡开膛，去内脏后洗净，将金樱子、芡实、莲子塞入母鸡腹腔内，将整只母鸡放入炖盅内，加米酒、姜、葱、胡椒粉，加适量的水，隔水炖 3 小时左右，调入盐、鸡精后即成食用。

【食法】佐餐食用。

【注意】阴虚火旺者忌服。

芡实虾仁汤

【配方】芡实 30 克　百合 20 克　虾仁 50 克

【功效】益肾固精，缩尿止遗。适用于治疗肾虚不固、早泄、梦遗、滑精等症。

【制作】将芡实、百合淘洗干净，虾仁洗净，一同放在锅内，加入清水；先用武火煮沸，再用文火煮熬 30 分钟左右，以芡实熟烂为度。

【食法】当点心食用。

川椒煲猪呼汤

【配方】白川椒 15 克　核桃仁 10 克　猪呼（膀胱）1 个　食盐适量

【功效】温阳散寒。适用于男子肝肾虚寒而致睾丸牵引痛、性欲减退等症。

【制作】猪膀胱洗净，把川椒、核桃仁塞入猪膀胱中，用线扎口；用瓦煲加水 1000 毫升煲至 800 毫升，捞出猪膀胱，取出川椒后切块，再放回汤中加食盐即成。

【食法】佐餐食用，每日 1~3 次，每次 150~200 毫升。

【配方】冬虫夏草 10 克　芡实 10 克　薏苡仁 10 克
　　　　生姜 2 片　虾仁 30 克　食盐适量

【功效】补肾助阳，填精益髓。适用于治疗肾阳虚衰、阳痿、
　　　　早泄等症。

虫草虾仁薏米汤

【制作】将虫草和薏苡仁洗净备用，虾仁略泡水后捞出洗净；
　　　　将它们放入砂锅内，加入清水，酌加少量生姜、食
　　　　盐；先用武火煮沸，再用文火煎熬 30 分钟即可。

【食法】取温汤服，并食虫草和虾仁。

【配方】黄芪 30 克　莲子 20 克　狗肉 250 克　龟肉 250 克
　　　　生姜 15 克　葱白 20 克　胡椒粉、味精、料酒、
　　　　食盐适量

【功效】补肾益气，温阳止遗。用治肾虚不固、阳痿、早泄、
　　　　夜尿频多等症。

双肉益气汤

【制作】1.狗肉洗净，切块；将乌龟宰杀，去除硬壳、头、
　　　　　爪及内脏，洗净，切成肉块。

　　　　2.将黄芪、莲子、龟肉和狗肉一并放在砂锅内，酌
　　　　　放适量葱白、生姜、料酒和食盐。

　　　　3.加入清水，高出肉面，先用武火煮沸，再用文火
　　　　　煨炖 2 小时左右，经常加水，防止烧干。

　　　　4.待肉熟烂后停火，酌加少量胡椒粉和味精即可。

【食法】当点心食用。

补肾固精汤

【配方】杭菊60克　枸杞子10克　黑豆皮10克　补骨脂10克　莲子10克　菟丝子15克　芡实15克　覆盆子15克　龙骨15克　炒白芍15克　牡蛎30克　瘦猪肉300克　鸽肉300克　料酒30毫升　葱20克　姜15克　精盐适量

【功效】补肾固精。适用于男子遗精、滑精等症。

【制作】1.将上药用纱布袋装好，扎紧袋口；鸽肉、瘦猪肉洗净，切块；葱、姜拍松，同放入炖锅内，加水2500ml，放入精盐、料酒。

2.将炖锅置武火上烧沸，再改用文火炖煮1小时即成。

【食法】每日1次，单服，5日为1个疗程。

壮阳狗肉汤

【配方】菟丝子20克　狗肉500克　料酒10毫升　盐5克　味精3克　胡椒粉5克　葱10克　姜5克

【功效】补中益气，温肾壮阳。适用于阳气偏衰、精神不振、腰膝酸软等症。

【制作】1.将狗肉清洗干净，整块下锅，用沸水煮透，捞入凉水内，洗净血沫，晾干水分，切块；姜切片，葱切段。

2.将锅置火上，放入狗肉、姜片煸炒，烹加料酒焓锅，然后一起倒入大砂锅内；同时将菟丝子用纱布包好，放入砂锅内，加清汤、盐、味精、葱，置武火上烧沸，去除浮沫，盖好盖，再用文火炖2小时，待狗肉炖至酥烂，捞出姜葱，加入盐、味精、胡椒粉搅匀即成。

【食法】每日1次，每次吃狗肉50克，喝汤，佐餐食用。

【配方】肉苁蓉 20 克　鸡肉 250 克　生姜 2 片　红枣 2 枚
　　　　玉米粒 100 克　盐适量

【功效】补肾壮阳，固精止遗，强健筋骨。适用于肾虚精神
　　　　不振、阳痿、遗精、腰痛、尿频等症。

**苁蓉
鸡丝汤**

【制作】1.鸡肉洗干净；肉苁蓉用清水洗干净，切片；玉米
　　　　　粒用清水洗干净；生姜洗净，刮去姜皮，切片；
　　　　　红枣用清水洗净，去核。

　　　　2.将以上所有材料一起放入砂锅内，加适量清水，
　　　　　中火炖煮 3 小时，加入少许盐调味即可。

【食法】佐餐食用。

【配方】沙苑蒺藜 15 克　菟丝子 10 克　肉苁蓉 10 克
　　　　鱼鳔 80 克　姜 10 克　葱 10 克　花生油、食盐适量

【功效】补肝，益肾，明目，固精。适用于腰痛泄精、虚乏
　　　　劳损等症。

**沙苑蒺藜
鱼鳔汤**

【制作】将沙苑蒺藜和菟丝子洗净滤干,用干净纱布两层包裹,
　　　　用线扎紧；待鱼鳔洗净切碎后，与葱姜一起放入瓦锅
　　　　内，加清水适量煮汤，用花生油、食盐少许调味即可。

【食法】饮汤，食鱼鳔。

【配方】党参 50 克　白术 30 克　茯苓 30 克　砂仁 5 克
　　　　黄芪 10 克　豆蔻仁 15 克　乌鸡 1 只　生姜 15 克
　　　　食盐适量

**乌鸡
党参汤**

【功效】温中补虚,健脾利湿,适用于中阳不振、阳痿遗精等。

【制作】先将乌鸡去毛杂，洗净，余药洗净，纳入鸡腹中，
　　　　加清水适量，文火炖熟，去药渣调味后即成。

【食法】食鸡饮汤。

银耳化液汤

【配方】鳖1只　知母10克　黄柏10克　天冬10克　女贞子10克　银耳15克　生姜、葱、味精适量

【功效】滋阴化液，治精液异常。

【制作】用开水将鳖烫死，揭甲，去内脏、头、爪；把鳖肉放入锅内，加水、姜片、葱段，用武火烧开后，改文火煨，至肉将熟时放入银耳及药袋（袋内装知母、黄柏、天冬、女贞子）；鳖肉烂时出锅，加味精。

【食法】吃肉饮汤。

猪肾地黄五味汤

【配方】杜仲10克　五味子10克　熟地黄10克　猪肾2枚　葱、姜、味精、盐、料酒适量

【功效】温阳固精，补肝肾。适用于肾虚腰痛、阳痿、遗精、腰膝酸软等症。

【制作】将猪肾洗净，去掉臊腺，切碎；杜仲、熟地黄、五味子用纱布包扎，与猪肾同放砂锅内，加水适量及葱、姜、料酒；炖至熟透后，加入盐、味精调味。

【食法】空腹服用。

枸杞羊肾醋汤

【配方】黄芪5克　枸杞鲜叶250克　羊肾1对　葱白5节　生姜3片　食醋适量

【功效】补肾气，益精髓。适用于腰膝阳痿症状。

【制作】先将羊肾洗净，剖开，去脂膜，切片，再与其他5味一同煮汤食用。

【食法】佐餐食用。

三子泥鳅汤

【配方】菟丝子 20 克　韭菜籽 20 克　枸杞子 20 克
　　　　活泥鳅 200 克　水、盐、味精适量

【功效】暖中益气，补肾壮阳。适用于阳痿、早泄等症。

【制作】将泥鳅沸水烫杀，剖腹去内脏、肠杂；韭菜籽、枸
　　　　杞子、菟丝子均洗净，韭菜籽与菟丝子装入一纱布
　　　　袋，口扎紧，然后将泥鳅、枸杞子、纱布袋共入锅，
　　　　加入水，用旺火煮沸后再改文火煨至水剩余 300 毫
　　　　升左右时，取出布袋，加入盐及味精即成。

【食法】食肉饮汤，每日 1 次，连服 10 日为 1 疗程。

东风螺汤

【配方】黄芪 150 克　巴戟天 150 克　桂圆肉 150 克
　　　　当归 150 克　枸杞子 150 克　党参 50 克
　　　　东风螺 200 克　葱、姜、味精、盐适量

【功效】滋补肾阴，益气壮阳。适用于肾虚之阳痿、遗精、
　　　　四肢酸软、困倦乏力等症。

【制作】将螺洗净，放清水中使其吐清肠中泥沙；将巴戟天、
　　　　黄芪、当归纱布包，与东风螺、枸杞、桂圆、党参共
　　　　炖汤，加盐、葱、姜、味精炖至螺肉熟即可，去药包。

【食法】随意服食。

沙苑子莲藕汤

【配方】沙苑子 10 克　山药 50 克　芡实 10 克　金樱子 5 克
　　　　莲藕 50 克

【功效】补肾止遗。适用于肾虚遗精、早泄、尿频等症。

【制作】将山药、芡实、沙苑子、莲藕、金樱子洗净入砂锅，
　　　　加水煎至熟透即成。

【食法】佐餐食用，每日 1~3 次，每次 150~200 毫升。

参芪鸡汤

【配方】党参 30 克　黄芪 60 克　黄精 15 克　大枣 5 枚
母鸡肉 100 克　生姜 3 片　食盐适量

【功效】补中益气。适用于中气不足所致的性欲减退,体倦
乏力等症。

【制作】先将鸡肉洗净,切块,大枣去核,生姜研末,余药布包,
共置碗中,加清水适量,隔水炖熟,去药渣。

【食法】食肉饮汤吃枣,每 3~5 天 1 剂,连续 3~5 剂。

萸肉苁蓉羊肉汤

【配方】山萸肉 20 克　肉苁蓉 20 克　桂圆肉 20 克
羊肉 600 克　姜片、食盐适量

【功效】补肾温阳,强壮身体。适用于手足不温、腰膝酸软、
尿频、阳痿等症。

【制作】将羊肉切块放入滚水中煮 5 分钟,捞起洗净后放入
瓦煲中,煲至水滚,放入山萸肉、肉苁蓉、桂圆肉
和姜片,用中火煲 3 小时,加入细盐调味即可服用。

【食法】食肉饮汤。

参芪猪肾汤

【配方】党参 20 克　黄芪 30 克　芡实 30 克　莲子 30 克
猪肾 1 个　食盐适量

【功效】补虚强身,益气升提。适用于身体衰弱所致的胃下
垂等病症。

【制作】猪肾剖开,除去筋膜,整治洗净,与黄芪、党参、芡实、
莲子同放砂锅内,加水适量,武火烧开,撇去浮沫,
改用文火炖至猪肾熟透,适当调味即可。

【食法】温热喝汤吃肾,单食或佐餐均可。喝汤每次量宜少。

男科疾病食疗药膳

五味止遗汤

【配方】五味子 10 克　菟丝子 30 克　枸杞子 30 克　姜 5 克
车前子 6 克　覆盆子 20 克　子公鸡 1 只　盐 5 克
味精 3 克　葱 10 克　胡椒粉 3 克　上汤 2800 毫升
料酒 10 毫升

【功效】补肾固精，强筋添髓。适用于肾阳虚之阳痿、滑精、
梦遗、早泄以及精冷不育等症。

【制作】1.将上述五子去杂质，清炒（枸杞子去杂质、果柄，
不炒）放入洁净纱布袋内，扎紧口；子公鸡宰杀后，
去毛桩、内脏及爪；姜拍松，葱切段。

2.将子公鸡、药袋、姜、葱、料酒同放炖锅内，就加入
上汤，置武火上烧沸，再用文火炖煮45分钟即成。

【食法】每日 2 次，佐餐食用，吃鸡肉 50 克，喝汤。

虫草鲍鱼汤

【配方】虫草 10 克　发好鲍鱼 100 克　水发口蘑 100 克
花椒水 5 克　熟火腿 10 克　料酒 5 毫升　味精 3 克
水发兰片 10 克　水烫油菜 10 克　鸡汤 500 毫升
精盐 3 克　素油 50 克

【功效】补肺益肾，止咳平喘。适用于腰膝酸软、喘咳短气、
神疲少食、阳痿、遗精、自汗、劳嗽、痰血等症。

【制作】1.将冬虫夏草用白酒浸泡 2 小时，洗净，去杂质，
备用。

2.口蘑切成薄片；火腿、兰片切成象眼片；把鲍鱼
切片；油菜切片。

3.将鸡汤烧开，放入虫草、口蘑、鲍鱼片、兰片、
油菜、火腿、精盐、味精、料酒、花椒水；待汤再
开时，撇净浮沫，淋上明油，出锅盛入碗内即成。

【食法】每日 1 次，佐餐食用。

杜仲茱萸雄鸡煲

【配方】鹿角胶 10 克　杜仲 20 克　山茱萸 15 克　山药 15 克　熟地黄 30 克　枸杞子 20 克　菟丝子 15 克　肉桂 6 克　制附子 10 克　子公鸡 1 只　姜 5 克　味精 3 克　料酒 10 毫升　葱 10 克　盐 5 克　胡椒粉 3 克　上汤 3000 毫升

【功效】补精血，添精髓，益肾阳。适用于命门火衰、精血不足、气短神疲、阳痿、遗精等症。

【制作】1.将鸡宰杀后，去毛、内脏及爪；把药物洗净，装入洁净纱布袋内，扎紧口；姜拍松，葱切段。

2.将子公鸡、药包、姜、葱、料酒同放炖锅内，加入上汤，置武火上烧沸，再用文火炖煮45分钟，取出药包不用，加入盐、味精、胡椒粉搅匀即成。

【食法】每日 1 次，每次吃鸡肉 50 克，喝汤，佐餐食用。

壮阳羊肾汤

【配方】仙茅 20 克　淫羊藿 20 克　潼蒺藜 20 克　杜仲 20 克　薏苡仁 20 克　枸杞子 20 克　羊腰子 2 只　姜 5 克　葱 10 克　上汤 800 毫升　胡椒粉 3 克　料酒 6 毫升　盐 3 克　味精 3 克

【功效】补肾壮阳。适用于阳痿、早泄、遗精等症。

【制作】1.将羊肾一切两半，洗净，切成腰花；将以上中药用清水煎煮成 300 克的汁液；姜拍松，葱切段。

2.将羊肾、药汁、姜、葱、料酒同放炖锅内，加水 500毫升，置武火上烧沸，再用文火炖煮30分钟。加入盐、味精、胡椒粉即成。

【食法】每日 2 次，佐餐食用。

【配方】红枣 8 个　枸杞子 30 克　蛤蚧 1 对　料酒 10 毫升
雄乌骨鸡 1 只　葱 10 克　姜 5 克　盐 5 克
上汤 2800 毫升　味精 3 克

【功效】补肾壮阳,补血止嗽。适用于肾阳虚阳痿、咳嗽、咯血、
面色无华等症。

**蛤蚧
乌鸡煲**

【制作】1.将蛤蚧宰杀后,剥去皮,出去肠杂、爪（保留尾）
及头;乌鸡宰杀后,去毛桩、内脏及爪;姜拍松,
葱切段;枸杞子去果柄、杂质;红枣洗净去核。

2.将蛤蚧、乌鸡、姜、葱、料酒同放炖锅内,加入
红枣、枸杞、上汤,置于武火上烧沸,再用文火
炖煮35分钟,加入盐、味精即成。

【食法】每日 2 次,佐餐食用,吃鸡肉 50 克,喝汤。

【配方】山药 20 克　生地黄 20 克　山茱萸 15 克　当归 15 克
覆盆子 15 克　女贞子 15 克　鹿角胶 9 克　龟板胶 10 克
枸杞子 20 克　乌骨鸡 1 只　五味子 15 克　葱 10 克
料酒 10 毫升　韭菜子 15 克　胡椒粉 3 克　姜 5 克
上汤 2800 毫升　精盐 3 克　黄精 20 克　味精适量

【功效】滋阴,补肾,固精。适用于肾阴虚阳痿、早泄、失眠、
多梦、神倦乏力、手足心热、精液清稀等症。

**山药生地
黄炖乌鸡**

【制作】1.将以上药物洗净,用洁净纱布袋包装好,扎紧口;
宰杀好的乌鸡去毛桩、内脏及爪;姜拍松,葱切段。

2.乌鸡、药包、姜、葱、料酒同放炖锅内,加入上
汤,置武火上烧沸,再用文火炖煮35分钟,加入
盐、味精、胡椒粉即成。

【食法】每日 2 次,佐餐食用。

【配方】鹿衔草 35 克　山药 30 克　淫羊藿 20 克　肉桂 5 克　熟附片 15 克　鹿角胶 12 克　五味子 20 克　公鸡 1 只　料酒 10 毫升　姜 5 克　葱 10 克　盐 5 克　味精 3 克　胡椒粉 3 克　上汤 2800 毫升

【功效】补肾，固精。适用于头昏、乏力、腰膝酸软、性功能低下、举而不坚、早泄等症。

【制作】1. 将熟附片先煮 1 小时；鹿角胶融化；其余药物洗净，装入纱布袋内；子公鸡宰杀后，去毛桩、内脏及爪；姜拍松，葱切段。

2. 将子公鸡、熟附片、鹿角胶、药包、姜、葱、料酒同放炖锅内，加汤 2800 毫升；置武火上烧沸，再用文火炖煮 45 分钟，加入盐、味精、胡椒粉即成。

【食法】每日 2 次，佐餐食用。

【配方】五味子 30 克　雄乌鸡 1 只　味精 3 克　姜 5 克　料酒 10 克　葱 10 克　盐 5 克　胡椒粉 3 克

【功效】敛肺，涩肠，固精，止血。适用于肺虚久咳、久痢、久泻、脱肛、自汗、盗汗、早泄、遗精、便血等症。

【制作】1. 将五味子洗净；雄乌鸡宰杀后，去毛桩、内脏及爪；姜拍松，葱切段。

2. 将雄乌鸡、五味子、药包、姜、葱、料酒同放炖锅内，加清水 2800 毫升；置武火上烧沸，再用文火炖煮 45 分钟，加入盐、味精、胡椒粉即成。

【食法】每日 2 次，佐餐食用。

山茱萸熟地黄炖乌鸡

【配方】山茱萸20克　熟地黄20克　山药20克　牡丹皮9克
茯苓15克　泽泻9克　黄柏（盐水炒）10克
知母（盐水炒）10克　乌骨鸡1只　料酒10毫升
盐5克　味精3克　姜5克　葱10克　胡椒粉3克
上汤2800毫升

【功效】补肾，固精。适用于早泄、口苦胁痛、烦闷不舒、便黄、淋浊、食欲不振、阴肿阴痒等症。

【制作】1.将以上药物洗净，放入洁净纱布袋内，扎紧口；乌鸡宰杀后，去毛桩、内脏及爪；姜拍松，葱切段。

2.将药包、姜、葱、料酒同放炖锅内，加上汤2800毫升；置武火上烧沸，再用文火炖煮45分钟，加入盐、味精、胡椒粉即成。

【食法】每日2次，佐餐食用。

附子猪肾汤

【配方】熟附片15克　莲子10克　猪肾2个　姜3克
葱6克　胡椒粉3克　盐3克　上汤500毫升
味精2克　料酒6毫升

【功效】补肾阳，固精，益气。适用于滑精不固、早泄、触及精出、阴冷精薄、形寒肢冷、气短、尿频数、面色无华、阳痿等症。

【制作】1.将猪肾一切两半，切块；熟附片用沸水煮1小时，去水，留熟附片待用。

2.将熟附片、莲子、姜、葱、料酒同放炖锅内，加上汤5000毫升；置武火上烧沸，再用文火炖煮45分钟，加入盐、味精、胡椒粉即成。

【食法】佐餐食用。

【配方】龙骨 10 克　芡实 30 克　熟附片 3 克　莲花蕊 15 克
　　　沉香 6 克　山茱萸 20 克　桂皮 6 克　肉苁蓉 20 克
　　　乌鸡 1 只　料酒 10 毫升　盐 5 克　味精 3 克
　　　姜 5 克　葱 10 克　上汤 2800 毫升　胡椒粉 3 克

【功效】壮元阳，益精髓，止遗泄。适用于阳痿、早泄、肝
　　　肾虚损、元阳不足、精髓不固、面色无华等症。

【制作】1. 将熟附片先煮 1 小时；山茱萸用酒浸 2 小时再用；
　　　　其余药物洗净，装入纱布袋内；乌鸡宰杀后，去
　　　　毛桩、内脏及爪；姜拍松，葱切段。
　　　2. 将熟附片、山茱萸、乌鸡、药包、姜、葱、料
　　　　酒同放炖锅内，加汤 2800 毫升；置武火上烧沸，
　　　　再用文火炖煮 45 分钟，加入盐、味精、胡椒粉
　　　　即成。

【食法】每日 2 次，佐餐食用。

龙骨芡实炖乌鸡

【配方】核桃仁 10 克　鸽子 1 只　鸡肉 50 克　青菜 30 克
　　　鸡汤 750 毫升　胡椒粉 2 克　葱花 10 克　食盐适量

【功效】补肝肾，益精血，壮阳。适用于辅助治疗肝肾两虚
　　　引起的阳具不起、举而不坚、腰腿无力等症。

【制作】1. 将鸽子宰杀去毛及内脏、脚爪洗净，入沸水锅中
　　　　焯一下，捞出剔骨，肉切成丁；鸡肉洗净，下沸
　　　　水锅焯一下，切成丁。
　　　2. 核桃仁油炸一下；青菜焯一下，切成段；锅中放
　　　　入鸽肉丁、核桃仁、鸡肉丁、食盐、胡椒粉、葱
　　　　花，加鸡汤煮至肉熟烂，投入青菜即成。

【食法】食肉饮汤。

鸽子鸡肉汤

【配方】牛膝 25 克　菟丝子 20 克　何首乌 15 克　茯苓 15 克
当归 20 克　补骨脂 20 克　枸杞子 25 克　姜 5 克
熟地黄 15 克　鹌鹑 2 只　葱 10 克　料酒 10 毫升
味精、胡椒粉、盐适量

【功效】乌须发，固精气，强筋骨。适用于须发早白、遗精、
早泄等症。

牛膝菟丝
炖鹌鹑

【制作】1.将鹌鹑宰杀，去毛桩、内脏及爪；姜拍松，葱切段，
将药物洗净，装入纱布袋内。

2.将鹌鹑、药包、姜、葱、料酒同放炖锅内，加水
适量；置武火上烧沸，再用文火炖煮 45 分钟，加
入盐、味精、胡椒粉即成。

【食法】每日 1 次，佐餐食用。

【配方】五色龙骨 9 克　乌骨鸡 1 只　覆盆子 20 克　姜 5 克
金樱子（捣烂）15 克　鼓子花 15 克　芡实 30 克
莲花蕊 20 克　料酒 10 毫升　盐 4 克　味精 3 克
胡椒粉 3 克　葱 10 克

【功效】固精益髓。适用于肾虚、腰膝酸软、精气不足、早泄、
滑精等症。

金锁
乌鸡汤

【制作】1.将药物洗净，装入纱布袋内；乌鸡宰杀后，去毛桩、
内脏及爪；姜拍松，葱切段。

2.将乌骨鸡、药包、姜、葱、料酒同放炖锅内，加
水适量；置武火上烧沸，再用文火炖煮 45 分钟，
加入盐、味精、胡椒粉即成。

【食法】每日 1 次，佐餐食用。

桂圆党参炖田螺

【配方】桂圆肉 25 克　田螺肉 100 克　牡蛎肉 50 克
党参 30 克　冰糖 30 克

【功效】补气血，固精气。适用于失眠、气虚、早泄等症。

【制作】1.将桂圆肉去杂质，洗净；党参洗净，切段；牡蛎
肉洗净，切片；冰糖打碎成屑。

2.桂圆肉、党参、牡蛎肉、冰糖同放炖杯内，加
水 300 毫升；置武火上烧沸，再用文火炖煮 30 钟
即成。

【食法】每日 1 杯，佐餐食用。

葱头大虾汤

【配方】核桃仁 10 克　大虾 500 克　葱头 500 克　黄油 200 克
面粉 100 克　大蒜 25 克　香叶 2 片　食盐 10 克
白兰地酒 50 克　白葡萄酒 50 克　牛肉清汤 2500 毫升
胡椒粉适量

【功效】温中散寒，壮阳补肾。适用于肾寒阳痿、肾寒冷痛
等症。

【制作】1.核桃仁洗净沥干，入油锅炸一下；大虾去头、皮、
肠，洗净切成片，用牛肉清汤加食盐煮熟备用。

2.用黄油 100 克把葱头丝、大蒜瓣炒出香味，方式
香叶备用。

3.黄油炒面粉，到微黄出香味时，用滚沸的牛肉汤
冲之，搅匀微沸后再加炒好的葱头、蒜瓣和炸过
的核桃仁、煮熟的虾片，加盐、胡椒粉调味，最
后加入白兰地酒和白葡萄酒，煮沸即成。

【食法】佐餐食用，每日 1~3 次，每次 150~200 毫升。

二乌汤

【配方】制何首乌 100 克　乌骨鸡 1 只　盐 5 克　味精 3 克
料酒 10 克

【功效】滋补肾阴，延年益寿。

【制作】1.制何首乌洗净后切细备用。

2.乌骨鸡宰杀去毛桩和内脏、爪、嘴甲。

3.制何首乌填入鸡腹后缝合入砂锅煨炖，炖至鸡肉
烂熟，去药渣，加入调料即可。

【食法】食肉喝汤，分多次吃完。

伟岸汤

【配方】枸杞子 30 克　菟丝子 15 克　肉苁蓉 30 克　姜 5 克
川牛膝 15 克　全蝎 9 克　蜈蚣 6 克　羊外肾 1 对
料酒 10 毫升　味精 3 克　食盐 5 克　葱 10 克

【功效】补肾精，活血通脉。适用于阳痿、性欲减退等症。

【制作】1.先将以上药物洗净，浸泡 30 分钟，放入砂锅，加
水蒸煮 3 次，取 3 次滤液合并备用。

2.将羊外肾与以上滤液和料酒同煮，煮至肉熟后加
入葱、姜、食盐、味精即成。

【食法】趁热食肉喝汤。每晚 1 次。

**滋阴健脾
猪肝汤**

【配方】桂圆肉 15 克　枸杞子 30 克　黄芪 10 克　大枣 6 枚
猪肝 100 克　食盐适量

【功效】补血健脾，益肾补肝。

【制作】先将猪肝切片，加水适量，炖 30 分钟，后加入桂圆、
黄芪、大枣、枸杞子，再煮 15 分钟加入食盐调味即成。

【食法】饮汤并食桂圆肉和猪肝。

金樱子鲫鱼汤

【配方】芡实 10 克　金樱子 30 克　红枣 10 枚　鲫鱼 250 克　香油 5 克　食盐 5 克

【功效】补肾固精,利尿消肿。适用于男子肾气不固而致遗精、滑精、泄泻、尿频、遗尿等症。

【制作】鲫鱼去鳞、内脏,洗净,加金樱子、芡实、红枣及适量水煲汤,加香油、食盐调味即成。

【食法】佐餐食用,每日 1~3 次,每次 150~200 毫升。

枸杞甲鱼汤

【配方】山药 50 克　枸杞 5 克　红枣 10 枚　甲鱼 1 只　生姜 5 克

【功效】补养肝肾。适用于肾虚遗精等症。

【制作】1.将甲鱼去内脏洗净切块,再用开水烫去血水后沥干。

　　　　2.将上述材料洗净后,全部放入炖锅内,加入适量水,以小火慢炖 3 小时。

【食法】食肉喝汤。

猪肚三神汤

【配方】莲子 50 克　芡实 50 克　山药 50 克　益智仁 50 克　百合 30 克　猪肚 1 具　食盐适量

【功效】益肾固精,养心安神。

【制作】1.将益智仁煎汤去渣。

　　　　2.将莲子、芡实、山药、百合泡入益智仁汤中 2 小时,再装入洗净的猪肚内。

　　　　3.放入炖锅内,放适量食盐文火炖 3 小时。

【食法】食肉喝汤。

【配方】虫草 20 克　山药 50 克　肥鸭 1 只　料酒、葱段、姜、
　　　　胡椒粉、味精、精盐适量

【功效】滋阴补肾，益精。适用于阳痿、遗精、早泄等症。

【制作】1.将活鸭宰杀后剖洗干净，置于沸水锅内焯 8~10 分
　　　　　钟，出去血腥味；山药洗净切块；虫草反复洗净，
　　　　　去泥沙备用。

　　　　2.锅上火，加入适量清水，放入山药、料酒、葱、
　　　　　姜、胡椒粉、精盐调好味。

　　　　3.将鸭子切成大小相近的 10 块装入炖盅，用竹签将
　　　　　鸭块插 3~4 个小孔，每个孔内插入虫草 1 根，然后
　　　　　加入调味的清汤上笼用中火蒸 1 个小时；上菜时
　　　　　加入味精即成。

【食法】食肉喝汤。

虫草鸭块汤

【配方】核桃仁 10 克　肉苁蓉 50 克　莲子 20 克　黑公鸡 1 只
　　　　啤酒、味精、精盐适量

【功效】温肾阳，强肾气。适用于辅助治疗肾阳气亏虚所致
　　　　的腰膝酸冷、阳痿、性欲减退、小便频数、夜尿尤
　　　　多等症。

【制作】鸡去毛桩、嘴、爪及内脏，冲洗干净后切成小块；
　　　　将鸡块与核桃仁、肉苁蓉、莲子一同放入砂锅，加水、
　　　　啤酒（各半）适量，先用武火烧沸，后用文火慢炖，
　　　　待鸡熟烂后，加入食盐、味精调味即成。

【食法】食肉喝汤。

啤酒炖黑公鸡

芡实鸡肠汤

【配方】巴戟天 20 克　芡实 75 克　金樱子 5 克　莲子 30 克　鸡肠 2 具　生姜 2 片　食盐适量

【功效】补肾涩精，壮阳起痿。适用于肾阳虚而致阳痿、遗精、早泄、夜尿等症。

【制作】1. 鸡肠剪开，用清水将鸡肠内外壁洗净，再用盐搓，冲洗干净，切段，备用；巴戟天、芡实、金樱子、莲子分别用清水洗干净，备用；生姜洗净，刮去姜皮，切 2 片，备用。

　　　　2. 将以上原料一齐放入瓦煲内，加入适量清水，中火煲 3 小时，加食盐少许调味即成。

【食法】佐餐食用，每日 1~3 次，每次 150~200 毫升。

雪蛤红莲鹌鹑汤

【配方】雪蛤膏 3 克　红枣 15 枚　莲子肉 50 克　陈皮 10 克　桂圆肉 10 克　鹌鹑 2 只　食盐适量

【功效】补肾益精，润肺滋补。适用于男子肾精亏虚而致阳痿不振、腰膝无力等症。

【制作】1. 鹌鹑宰杀后去毛桩、内脏，洗净切块；雪蛤膏浸透发开，去杂质；莲子肉和陈皮浸透，洗净；红枣、桂圆肉洗净，去核。

　　　　2. 瓦煲内加入清水，用猛火煲至水沸，后放原料，待水再沸起，改用中火继续煲至莲子肉熟透，加少许食盐调味即可。

【食法】佐餐食用，每日 1~3 次，每次 150~200 毫升。

男科疾病食疗药膳

【配方】菟丝子 15 克　金樱子 3 克　巴戟天 10 克　鸡肝 3 具
味精、食盐适量

【功效】补肾助阳。适用于肾阳亏虚所致的阳痿不举、性功能减退等症。

鸡肝菟丝子汤

【制作】鸡肝洗净，与菟丝子、金樱子、巴戟天同入砂锅，加水适量煮汤，熟后加入少许食盐、味精调味即成。

【食法】食肝喝汤。佐餐食用，每日 1~3 次，每次 150~200 毫升。

【配方】党参 20 克　雪莲花 30 克　西洋参 15 克　山药 50 克
薏苡仁 100 克　鹌鹑 2 只　生姜 50 个　葱白 50 克
食盐适量

【功效】补肾壮阳。适用于脾肾虚寒引起的性欲减退、腰膝酸软、阳痿、排尿不利等症。

雪花二参鹌鹑汤

【制作】1.将党参、雪莲花、西洋参、山药、薏苡仁分别按量配齐；党参、雪莲花切段，西洋参切片，用纱布包好后待用。山药切块，薏苡仁用清水淘洗后，另用纱布包好。

2.鹌鹑宰杀后，除去毛，剖腹去肠杂洗净，下锅，加入清水约 2000 毫升，然后将包好的药袋和洗净拍碎的生姜、葱白下入锅中，武火烧沸后改用文火炖 2~3 小时即成。

3.捞出鹌鹑剁块，按定量放入碗中，再把煮熟的薏苡仁捞出，解开抖散分撒入碗内，加入药汤，用食盐调味即成。

【食法】佐餐食用，每日 1~3 次，每次 150~200 毫升。

鲤鱼炖羊排

【配方】花生米 100 克　肉苁蓉 15 克　枸杞子 10 克
　　　　大枣 20 克　羊排骨 300 克　鲤鱼 300 克　葱段 15 克
　　　　姜片 20 克　料酒 18 克　精盐 3 克　胡椒粉 0.5 克
　　　　清汤 850 克　醋 2 克

【功效】补肾助阳，强筋健骨，益精养血。适用于肾虚精亏，
　　　　虚劳体乏，头晕目眩及男性阳事无能、一触即泄等症。

【制作】1.将羊排骨剁成块，鲤鱼宰杀洗净，剁去头、尾，
　　　　　剁成块，与羊排块分别下入沸水锅中焯去血水后
　　　　　沥干；将肉苁蓉、枸杞子、大枣洗净装入纱布袋
　　　　　成药包。

　　　　2.锅内放入清汤、料酒，下入药包、葱段、姜片烧
　　　　　开；下入羊排块烧开，下入花生米烧开，用小火
　　　　　炖至羊排七成熟。

　　　　3.拣出葱、姜、药包，弃去；下入鱼块、醋、精盐
　　　　　烧开，继续用小火炖至熟透，撒入胡椒粉，出锅
　　　　　盛入汤碗即成。

【食法】食肉喝汤。

沙苑子鱼鳔汤

【配方】枸杞鲜叶 250 克　沙苑子 10 克　核桃仁 20 克
　　　　鱼鳔 15 克　食盐、花生油适量

【功效】补肾益精，养血明目。适用于男子肾虚遗精、夜尿多、
　　　　肾虚腰痛及老人肾虚耳聋、视物目朦等症。

【制作】把沙苑子用干净纱布两层包裹，线扎紧，鱼鳔切碎，
　　　　与核桃仁一齐放入瓦锅内，加清水适量煲汤，后下
　　　　枸杞鲜叶，用花生油、食盐少许调味即成。

【食法】佐餐食用，每日 1~3 次，每次 150~200 毫升。

肉苁蓉鱼煲

【配方】肉苁蓉 10 克　海石斑鱼 100 克　蛤蜊肉 30 克
　　　　豆腐 50 克　香菇 10 克　粉丝 20 克　小白菜 150 克
　　　　料酒 10 毫升　盐 4 克　酱油 10 克　味精 3 克
　　　　姜 10 克　素油 50 克　葱 10 克　上汤 500 毫升

【功效】补肾益精，润肠通便。适用于男子阳痿、女子不孕、
　　　　带下、腰膝酸冷、血枯、便秘等症。

【制作】1.将石斑鱼宰杀后，去鳞、鳃、肠杂；蛤蜊肉洗净，
　　　　　切薄片；肉苁蓉洗净，蒸熟，切薄片；豆腐切块，
　　　　　粉丝洗净，白菜切丝，洗净；姜切片，葱切段。

　　　　2.将锅置于武火上烧热，加入素油，烧六成热时，
　　　　　加入姜、葱爆香，放入上汤、石斑鱼、蛤蜊肉、
　　　　　肉苁蓉、豆腐、香菇、粉丝、酱油、料酒、盐，
　　　　　用武火烧沸，文火煨25分钟，加入味精、小白菜
　　　　　即成。

【食法】每日 1 次，佐餐食用。

桑螵蛸田鸡汤

【配方】桑螵蛸 10 克　肉苁蓉 30 克　巴戟天 10 克
　　　　枸杞子 15 克　田鸡 1 只　食盐适量

【功效】补肾益精。适用于肾气不足而致遗精、小便频数、
　　　　排尿无力、尿液量少、神疲乏力、腰酸耳鸣等症。

【制作】田鸡洗净，去头、皮及肠杂，切块；桑螵蛸、巴戟天、
　　　　枸杞子洗净；将原料一起放入锅内，加清水适量，
　　　　武火煮沸后，文火煮 2 小时，加食盐调味即成。

【食法】佐餐食用，每日 1~3 次，每次 150~200 毫升。

【配方】巴戟天 50 克　肉苁蓉 5 克　菟丝子 5 克
　　　　猪大肠 250 克　大葱、食盐、味精、生姜适量

【功效】补肾阳，壮筋骨。适用于男子阳痿遗精、小便频数、腰膝酸痛等症。

**巴戟天
肥肠汤**

【制作】猪大肠用食盐将里外洗净；巴戟天、肉苁蓉、菟丝子洗净，装入猪大肠中；将装好巴戟天的猪大肠放入搪瓷碗内，加葱、姜、盐及清汤，再将搪瓷碗放入铁锅或蒸笼中蒸熟，起锅时加入味精少许。

【食法】佐餐食用，每日 1~3 次，每次 150~200 毫升。

【配方】白术 3 克　茯苓 3 克　熟地黄 3 克　肉苁蓉 3 克
　　　　人参 5 克　黄芪 5 克　芡实 5 克　枸杞子 5 克
　　　　白芍 3 克　肉桂 3 克　益智仁 3 克　仙茅 3 克
　　　　泽泻 3 克　枣仁 3 克　山药 3 克　远志 3 克
　　　　当归 3 克　牛膝 3 克　菟丝子 3 克　淫羊藿 3 克
　　　　鹿肉 250 克　生姜、香葱、胡椒粉、食盐适量

【功效】补肾填精，大补元阳。适用于体虚羸瘦、腰膝酸痛、阳痿、早泄等症。

**人参
鹿肉汤**

【制作】1. 鹿肉剥去筋膜洗净，入开水中氽一下，捞出切块。
　　　　2. 将所有洗干净的中药材放入纱布袋中，扎紧袋口，与鹿肉同煮汤，放入生姜、香葱、胡椒粉、食盐适量，煮 2~3 小时即可食用。

【食法】佐餐食用。

 男科疾病食疗药膳

党参枸杞红枣汤

【配方】党参 20 克　枸杞子 15 克　红枣 15 克　白糖适量

【功效】滋肾固精。适用于阳痿、早泄、滑精等症。

【制作】1.将党参洗净切断。

2.将所有的材料放入砂锅中，然后放入适量的清水，一起煮沸。

【食法】将党参挑出，喝汤吃枸杞、红枣。

补髓汤

【配方】鳖 1 只　猪脊髓 200 克　姜、葱、胡椒粉、味精、食盐适量

【功效】滋阴补肾，填精益髓。

【制作】1.先将鳖用开水烫死，揭去鳖甲，去内脏和头爪。

2.将猪脊髓洗净，放入碗内；将鳖肉放入锅内，加生姜、葱、胡椒粉，用武火烧沸，再用文火煮熟，再放入猪脊髓，煮熟加味精、盐即成。

【食法】可作佐餐。

清蒸蛤士蟆

【配方】蛤士蟆油 18 克　火腿 10 克　雄鸡清汤 1500 克　料酒、盐、味精、白糖适量

【功效】滋阴补肾，填精益髓。

【制作】1.将蛤士蟆油用温水泡 3 小时，火腿切成小片。

2.将蛤士蟆放入钵内，加满鸡清汤，下料酒、盐，蒸 1.5 小时；最后放味精、白糖，把火腿片撒在上面即成。

【食法】正餐食用。

巴戟天牛鞭汤

【配方】巴戟天 15 克　牛鞭 1000 克　鸡脯肉 500 克
　　　　青椒、料酒、葱、姜、胡萝卜适量

【功效】补肾扶阳，益气。适用于肾虚阳痿、腰膝酸软等症。

【制作】1. 牛鞭用清水微火煮沸 4 小时，放入清水内漂凉，
　　　　　抠去尿道污物及表面筋皮，用刀加工成条状，再
　　　　　用清水、料酒、葱、姜汆煮几次。
　　　　2. 把全部用料放入锅内，加清水适量，煲 1 小时，
　　　　　下盐调味食用。

【食法】可作佐餐。

菟丝子狗肉汤

【配方】菟丝子 20 克　沙苑子 10 克　熟附片 20 克
　　　　狗肉 300 克　葱、生姜、盐适量

【功效】补肾温阳，填精益髓。适用于阳气虚衰、精神不振、
　　　　腰膝酸软等症。

【制作】1. 将狗肉洗净，整块放入开水锅内汆透，捞入凉水
　　　　　内洗净血沫，切块，放入锅内煸炒。
　　　　2. 把全部用料放入锅内，加清水适量，武火煮沸后，
　　　　　改文火煲 2 小时，下盐调味食用。

【食法】佐餐食用。

党参鹿髓汤

【配方】党参 10 克　菟丝子 10 克　熟地黄 10 克　黄芪 10 克
　　　　鹿骨髓 200 克　食盐适量

【功效】补阳益阴，生精润燥。

【制作】将配料洗净，全部放入炖盅内，注入八成满的沸水，
　　　　盖上盅盖，隔水炖 4 小时，下盐调味即成。

【食法】可作佐餐。

鹿鞭炖鸡汤

【配方】鹿鞭 15 克　陈皮 15 克　肉苁蓉 30 克　熟地黄 40 克
　　　　枸杞 30 克　巴戟天 25 克　杜仲 25 克　桂圆肉 30 克
　　　　鸡一只　姜 10 克　盐适量

【功效】补精壮阳。

【制作】将鹿鞭切成片，用酒浸泡一夜；然后和鸡、八味中药下锅加清水，炖煮至熟，下盐调味食用。

【食法】可作佐餐。

鸡肝菟丝子汤

【配方】菟丝子 15 克　巴戟天 10 克　雄鸡肝 2 具　味精、精盐适量

【功效】补肝养血，益肾固精。

【制作】将鸡肝洗净，每具切成四块；菟丝子、巴戟天略洗，装入纱布袋内，扎紧袋口；一并放在砂锅内，加入清水，先用武火煮沸，再用文火煮熬 30~40 分钟，捞去药袋，加味精、精盐适量。

【食法】佐餐食用，饮汤。

归芪参枣鸡汤

【配方】党参 10 克　当归 10 克　黄芪 10 克　大枣 10 枚
　　　　百合 10 克　乌鸡 1 只　生姜 30 克　葱 10 克
　　　　花椒粉 3 克　味精、食盐适量

【功效】补益气血，滋阴养精。

【制作】将乌骨鸡去毛杂洗净切块，诸药布包，加清水适量，同炖至乌鸡烂熟后，去药包，葱、花椒粉、盐、味精等调味服食。

【食法】每周服 2~3 剂。

【配方】党参10克 茯苓10克 白术10克 白芍10克 当归10克 熟地黄10克 炙甘草5克 川芎5克 黄母鸡1只 猪肚150克 鱼肚50克 猪肉500克 猪杂骨1500克 生姜30克 大枣10枚 味精3克 木香、葱、小茴、桂枝、料酒、胡椒、大枣、食盐适量

【功效】补益精血。

八珍肚鸡汤

【制作】1.先将上述八味药布包；母鸡去毛杂、洗净；猪肚洗净。

2.鱼肚发开，洗净；猪肉、猪骨洗净，猪大骨捶破，同入锅中，加清水适量，武火烧沸后，去浮沫，下生姜、木香、葱、小茴、桂枝、料酒、胡椒、大枣等，文火炖至烂熟后，去药包，将肉、肚取出切片，放回锅中煮沸，食盐、味精调味服食。

【食法】每周服2~3剂。

【配方】炙黄芪30克 山药30克 党参10克 当归10克 老藕1000克 老母鸡1只 食盐适量 味精3克 葱10克 花椒粉3克 生姜10克

【功效】益气养血。

母鸡滋补汤

【制作】先将母鸡去毛杂，洗净；余药布包，老藕切块；调味品如花椒粉，葱，姜等布包，同放锅中，加清水淹没，武火煮沸后，转文火炖至鸡肉烂熟，去药包及调料，食盐、味精调味服食。

【食法】每周服2~3剂。

枸杞子胡桃仁猪肾汤

【配方】枸杞子 15 克　百合 20 克　胡桃仁肉 30 克　猪肾 2 个　首乌 60 克　巴戟天 30 克　生地黄 15 克　生姜 3 片　盐适量

【功效】补肾填精，乌须黑发。

【制作】1. 枸杞子、首乌、巴戟天、百合、生地黄洗净，胡核桃仁肉用开水烫去衣；猪肾洗净，切开去白脂膜，切片，下油起锅用姜片略炒。

2. 把全部中药放入锅内，加清水适量煮沸后，文火煲 2 小时；最后加入猪肾片，煮 5 分钟后，加盐少许调味即可。

【食法】佐餐使用，饮汤吃猪肾。

复元汤

【配方】山药 50 克　肉苁蓉 20 克　菟丝子 10 克　核桃仁 2 个　瘦羊肉 500 克　羊脊骨 1 具　粳米 100 克　葱白 3 根　生姜、花椒、料酒、胡椒粉、八角、精盐适量

【功效】温补肾阳。

【制作】1. 将羊脊骨剁成数节，用清水洗净；羊肉洗净后，汆去血水，再洗净，切块；将山药、肉苁蓉、菟丝子、核桃仁用纱布袋装好扎紧；生姜拍破；葱切段。

2. 将中药及食物同时放入砂锅内，注清水适量，武火烧沸，打去浮沫；再放入花椒、八角、料酒，移文火继续煮，炖至肉烂，出锅装碗，加胡椒粉、食盐调味即成。

【食法】佐餐食用。

杜仲海龙瘦肉汤

【配方】巴戟天60克　海龙15克　杜仲15克　菟丝子10克　猪瘦肉300克　食盐适量

【功效】大补元气，温肾壮阳。

【制作】将巴戟天、海龙、杜仲、菟丝子洗净；猪瘦肉洗净，切块；全部用料放入锅内，加清水适量，武火煮沸后，改用文火煲2小时，加盐调味即可。

【食法】饮汤吃肉。

虫草枸杞山药羊肉汤

【配方】冬虫夏草10克　枸杞子15克　山药20克　羊肉500克　蜜枣3枚　大蒜4个　生姜3片　食盐、酱油适量

【功效】调补肝肾，益精养血。

【制作】1.将冬虫草、枸杞子、山药洗净；大蒜头去皮；羊肉洗净，切块，用开水洗去膻味。

2.将全部用料放入锅内，加清水适量，武火煮沸后，再改用文火煲3小时，调入适量酱油、盐食用。

【食法】佐餐使用。

海狗肾炖鸡汤

【配方】芡实20克　山药50克　枸杞子40克　杜仲40克　巴戟天20克　海狗肾80克　嫩母鸡1只　盐适量

【功效】大补元阳。

【制作】1.鸡洗净开腔；海狗肾切片，用白酒浸泡一夜；芡实、山药、杞子、杜仲、巴戟天洗净。

2.全部中药放入鸡腔，再放入炖盅，注下八成满的开水，加盖，隔炖4小时，下盐调味食用。

【食法】佐餐食用。

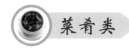

菜肴类

【配方】红枣 10 克　枸杞子 15 克　党参 10 克　小母鸡 500 克
　　　　盐、料酒、胡椒粉、味精、葱、姜适量

【功效】滋补肝肾。适用于阳痿、遗精、肾虚腰痛等症。

【制作】1.将小母鸡去毛及内脏，洗净；枸杞子洗净；红枣
　　　　去核洗净；党参洗净，切段。

枸杞蒸鸡

　　　　2.将鸡放入锅内，倒入适量清水，置旺火上煮沸，
　　　　余透，捞出；然后将枸杞子、党参装入鸡腹内，
　　　　腹部朝上放入盆内，放入葱、姜，加入清汤、盐、
　　　　料酒、胡椒粉、味精各适量，将盆盖好，用湿绵
　　　　纸封住盆口，上笼用沸水旺火蒸熟。

　　　　3.将盆口绵纸揭去，拣去姜、葱。

【食法】佐餐食用。

【配方】杜仲 10 克　核桃仁 30 克　山药 30 克　猪腰 2 只
　　　　绍酒 20 克　素油 50 克　葱 20 克　姜 15 克

【功效】补肝肾，壮元阳。适用于肾阳虚、阳痿、早泄等症。

【制作】1.将核桃仁去壳留仁，山药洗净切片，杜仲切丝，
　　　　用盐水炒焦，猪腰子切成两半，除去白色臊腺，
　　　　切花，木耳发透去蒂；生姜切丝，葱切段。

**杜仲
核桃仁
炒腰花**

　　　　2.核桃仁用素油炸香。

　　　　3.将炒勺置武火上烧热，加素油烧六成热时，先下
　　　　姜、葱爆香，放入腰花，后放入山药片，再将木
　　　　耳、绍酒放入锅内，将炸好的杜仲、核桃仁炒匀
　　　　加食盐适量即成。

【食法】佐餐食用。

【配方】 肉苁蓉 10 克　仔公鸡 1 只　虾仁 15 克　葱白 25 克　湿淀粉 50 克　生姜 15 克　盐 3 克　味精 3 克

【功效】 补肾壮阳。适用于腰部酸痛、小腹冷痛、小便频数、神疲肢冷、男子阳痿等脾肾阳虚证。

【制作】 1. 将鸡宰杀后去毛、洗净、剁去爪、膀，开腹去内脏，入沸水锅内略焯后剁成块装在碗内。

2. 将肉苁蓉、虾仁用温水洗净，浸泡分钟，分放在鸡肉上，加入葱段、姜块、加一半配料及适量清汤，上笼蒸烂。

3. 出笼后拣去肉苁蓉、姜、葱后，将鸡扣入碗中，原汤放入剩下的调料烧开，去浮沫，入湿淀粉勾芡收汁，浇在鸡面上。

【食法】 佐餐食用，每日 1 次。

苁蓉
童子鸡

【配方】 核桃仁 100 克　猪腰 500 克　鸡蛋 1 个　湿淀粉 15 克　植物油 500 克　葱 10 克　酱油 20 克　生姜 10 克　花椒、味精、料酒、食盐适量

【功效】 补肾壮阳，补肺定喘。

【制作】 1. 核桃仁洗净，在油中炸呈深黄色捞起，撒上少许花椒、盐。

2. 将腰子洗净，撕掉外皮，用刀割开两半，去掉腰臊，光面朝下，纵切两刀切开，再横过来切两刀切开，用凉水淘净，揾干。

3. 放碗内加入葱、姜、酱油、味精、料酒、盐，浸 5 分钟取出，用净布揾干，再放入用鸡蛋、水淀粉、酱油搅成的糊中浆匀；锅置于火上，油八成热时，将腰子撒在锅内，炸至腰子卷起，捞出；待油再达八成热时，再炸一下，腰子卷麦穗形，捞出倒在盘中，周围放上已炸脆的核桃仁即成。

炸核桃仁
猪腰

【食法】 每周服 2~3 剂，可佐餐食用。

菟丝子固精羊肉

【配方】菟丝子25克　羊肉200克　盐、料酒、味精、生姜、葱适量

【功效】补肾壮阳，益髓填精。适用于治疗男子肾虚阳痿。

【制作】将羊肉冲洗干净，整块放入开水内余透，捞出沥净水，切成块，放入锅内，同生姜煸炒，加入料酒，转入砂锅内；菟丝子清水洗净，用布袋装好扎紧，与盐、葱放入砂锅内，加清水适量，用大火烧沸后改小火烧至肉烂加入味精、食盐调羊即成。

【食法】趁热吃，随意喝汤，吃羊肉。

虫草炖胎盘

【配方】冬虫夏草10克　生地黄20克　鲜胎盘半个
盐、味精适量

【功效】益气养血补精。适用于治疗阳痿、早泄、遗精等症。

【制作】将胎盘洗净切块，放蒸锅内与冬虫夏草、生地黄加水少许，武火隔水炖3小时，取出加精盐、味精调味即成。

【食法】温热服食，隔天1次，连服7次。

鹿胶雪蛤羹

【配方】鹿胶5克　雪蛤10克　冰糖20克

【功效】补血益精。适用于腰膝无力、阳痿、滑精、虚寒等症。

【制作】1.将鹿胶打碎成屑；雪蛤用温水发透，除去黑子及筋膜；冰糖打碎成屑。

2.冰糖、雪蛤、鹿胶同入砂锅内，加入清水300毫升，置武火上烧沸，文火炖煮25分钟即成。

【食法】每日1次，佐餐食用。

虾仁韭菜

【配方】虾仁 250 克　韭菜 100 克　肉苁蓉 10 克　食盐适量

【功效】补虚助阳。适用于阴阳两虚型不育症。

【制作】将虾仁、韭菜洗净，韭菜切段，先将虾仁、肉苁蓉
　　　　炒熟后加入韭菜，炒至嫩熟，加适量食盐调味即成。

【食法】佐餐食用。

固精益肾猪小肚

【配方】山药 100 克　覆盆子 100 克　猪肚 1 具　猪脬 1 具
　　　　糯米、黄酒、细盐适量

【功效】益肾气，健脾胃，固精液，缩小便。

【制作】1. 将山药、覆盆子洗净，打碎山药，加黄酒 1 匙湿润，
　　　　　　备用。

　　　　2. 将猪肚、猪脬初洗 1 次，用细盐将内外壁反复擦
　　　　　　洗，再用冷水洗净。

　　　　3. 将山药、覆盆子放入猪脬内；将猪肚子切开一个大
　　　　　　口子，再将猪脬放入猪肚内，空隙部分放入糯米适
　　　　　　量，用线将切口缝牢，并将猪肚子的两头用线扎紧。

　　　　4. 将猪肚子放入大砂锅内，加水浸没，用旺火烧开
　　　　　　后，加细盐、黄酒各 1 匙，再改用文火约煮 3 小
　　　　　　时，如水不够则再加，直至猪肚子熟烂，离火；
　　　　　　稍凉后，剖开肚子，拆线，取出糯米、猪脬、山
　　　　　　药、覆盆子，并将猪脬切碎，一起烘干，研成粉
　　　　　　末，装瓶；将猪肚切片后放入汤内，再煮片刻，
　　　　　　离火。

【食法】猪脬药粉，每日 2 次，每次 5~10 克，饭后开水吞服。
　　　　猪肚连汤佐膳食。

【注意】血胆固醇高者慎服。

仙茅炖肉

【配方】仙茅 15 克　金樱子 15 克　肉苁蓉 10 克

瘦猪肉 500 克　食盐、味精、食用油适量

【功效】补肾阳，强筋骨。适用于肾阳虚之腰痛、阳痿等症。

【制作】1.猪肉洗净切块；仙茅、金樱子洗净捣碎，用纱布包好。

2.仙茅、金樱子、肉苁蓉与猪肉一起加适量水，置于文火上炖煮至肉熟烂，加入食用油、食盐、味精调味即成。

【食法】吃肉喝汤，佐餐食用。

【注意】阴虚火旺者忌服。不宜与牛肉同炖，以免减效。用量也不可过大。

参茸炖鸡肉

【配方】鹿茸 3 克　人参 10 克　红枣 5 克　桂圆肉 10 克

鸡肉 100 克　食盐适量

【功效】大补元气，温肾壮阳。适用于肾阳虚衰，性功能衰退者，如阳痿、早泄，小便频数、腰膝酸痛、头晕耳聋、精神疲乏等症。

【制作】1.取鸡胸肉或鸡腿肉洗净，去皮，切粒；人参、鹿茸切片；红枣去核，洗净。

2.人参片、鹿茸片、桂圆肉、红枣与鸡肉粒一齐放入炖盅内，加开水适量，炖盅加盖；小火隔开水炖 3 小时，加入调料调味即成。

【食法】佐餐服食，或晚上睡前喝汤。

【注意】药膳性温补益力强，所以体质壮实以及阴虚火旺者不宜服用；感冒等急性病期间不宜服用。

沙参虫草炖龟肉

【配方】沙参 60 克　冬虫夏草 10 克　玉竹 10 克　乌龟 1 只
植物油、食盐适量

【功效】补精益气。适用于性功能障碍症。

【制作】将乌龟去腑脏，连龟甲一起与沙参、玉竹、冬虫夏草加水煲汤，以油、盐调味即成。

【食法】饮汤食龟肉。

核桃仁炒韭菜

【配方】核桃仁 60 克　韭菜 250 克　食盐、麻油适量

【功效】滋阴补阳。适用于肾阳不足之阳痿、乏力、腰膝冷痛以及肾气不固之遗精等症。

【制作】核桃仁先用沸水焯约 2 分钟，捞出后去表皮，洗净沥干；韭菜择洗后节段；炒锅置中火上烧热后倒入麻油，待六成热时下入核桃仁翻炒至色黄，再入韭菜一起翻炒至熟，撒入食盐炒匀后起锅、装盘即成。

【食法】佐餐食用。

枸杞参归腰子

【配方】枸杞 20 克　人参 5 克　当归 15 克　党参 10 克
猪腰 1 对　食盐、味精适量

【功效】补肾填精。

【制作】将枸杞子洗净，用纱布将枸杞子、人参、当归、党参包好，猪腰切片，加水用武火一同煮沸，再用文火煲 1 小时，加味精、食盐调味即成。

【食法】吃猪腰喝汤，宜经常食用。

【配方】牛尾 1000 克　母鸡肉 300 克　熟火腿 30 克

干贝 10 克　鸡汤 1500 克　葱段 10 克　猪油 30 克

姜块 10 克　食盐、料酒、味精、花椒适量

【功效】补肾壮阳，暖腰膝。适用于腰痛、阳痿、早泄等肾虚病症。年老体弱者食用可起一定的补益效果。

【制作】1.将牛尾用火燎去小毛，刷洗干净，切成段（去掉尾根大骨），火腿切成片，母鸡肉在开水锅中浸透，捞出洗去血沫，干贝去筋洗净。

2.锅中放入猪油烧热，加入花椒、葱、姜，炒出香味，把牛尾段放入锅中，用大火煸出血水后，烹入料酒，继续煸炒，至牛尾段完全断生，将锅离火取出牛尾段，用水洗净，控干水分。

3.砂锅内放入鸡汤，加入生姜、葱、料酒及食盐，把牛尾段、母鸡肉、干贝和火腿片放入锅内，用小火炖 4 小时（中间加一次汤）。

4.待牛尾炖烂时，拣出姜、葱，倒出母鸡油，加入味精烧开撇去浮沫即成。

【食法】佐餐食用，吃肉喝汤。

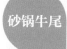

砂锅牛尾

【配方】莲子 150 克　芡实 100 克　核桃仁 20 克　猪肚 1 只
食盐、胡椒粉适量

【功效】补肾填精。适用于肾虚引起的遗精、早泄等症。

【制作】将猪肚洗净，将莲子、核桃仁和芡实洗净后，共入猪肚内，加入适量食盐、胡椒粉，用线缝合，炖熟即成。

【食法】每日 1 剂，分次食用，连用 7 日为一个疗程。

莲子芡实
炖猪肚

【配方】菟丝子100克　枸杞20克　黑芝麻50克　猪肉250克
鸡蛋2个　白砂糖30克　生粉20克　胡椒粉1克
料酒5毫升　味精2克　花生油300毫升　盐3克
淀粉、姜末、香油适量

【功效】滋补肝肾，益气健脾。适用于脾肾虚弱、阳痿、白发、
脱发等症

菟丝枸杞子猪肉丸

【制作】1.将菟丝子洗净；黑芝麻洗净，用中火炒香；将枸
杞子洗净研粉。

2.把鸡蛋打碎，取蛋清搅匀，加入淀粉打成糊，调
入食盐。

3.猪肉切碎成粒，加入蛋清糊、菟丝子、枸杞子、
胡椒粉、生粉、味精、料酒、姜末拌匀，入油锅
炸至金黄色捞起；锅内放少许香油，温热时放入
白砂糖，搅动至糖全部溶化后，放入炸好的肉丸，
再搅动使黏匀糖汁。

4.立即倒入黑芝麻，搅动使黑芝麻均匀黏附于肉丸
表面即成。

【食法】佐餐食用，每日1次。

【配方】肉苁蓉30克　陈皮3克　菟丝子10克　胡椒6克
羊脂120克　白羊肾2具　荜拨6克　草果6克
食盐、葱、姜适量

【功效】补肾助阳。适用于虚劳、腰膝无力、阳痿等症。

白羊肾羹

【制作】将羊肾侧面剖开，去筋膜，洗净；将肉苁蓉、菟丝子、
胡椒、陈皮、荜拨、草果装入绢袋内扎口，与羊肾、
羊脂等同煮做汤，汤开后加入面做羹，再加入姜、葱、
食盐调味即成。

【食法】佐餐食用。

养元鸡子

【配方】山药 30 克　熟附片 10 克　鸡蛋 3 只　小茴香 6 克　青盐 3 克

【功效】补肾壮阳，益精增力。适用于肾阳虚肾精亏虚所引起的早衰、阳痿、性欲减退等症。

【制作】将小茴香、熟附片、青盐、山药全部放入砂锅中，加入适量的水煮 2 小时左右，将鸡蛋打入锅内冲调即成。

【食法】每日早上服用 1 次，一月为一疗程，一疗程即可见效。

虫草炖黄雀

【配方】冬虫夏草 6 克　熟地黄 10 克　黄雀 12 只　生姜 2 片　食盐适量

【功效】补肾助阳，填精益髓。适用于肾精亏损、阳痿、早泄、身体衰弱等症。

【制作】1. 将黄雀宰杀，去除雀毛和内脏，清洗干净，切块。

2. 将虫草用温水洗净，熟地黄洗净，与黄雀肉块一起放入砂锅，酌加 2 片生姜；加入清水，用文火炖煮 2~3 小时，以雀肉熟烂加入调味品调味即成。

【食法】佐餐使用。

金樱子煲鲫鱼

【配方】金樱子 30 克　鲫鱼 250 克　生姜 10 克　植物油、食盐适量

【功效】健脾补虚，固精止泻。

【制作】将鲫鱼去脏留鳞，冲洗干净后，与金樱子、姜片一起放入锅内，加清水适量煮汤，用油、盐调味即可。

【食法】食鱼饮汤。

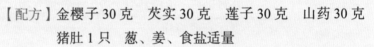

【配方】山药 10 克　海马 10 克　虾仁 15 克　子公鸡 1 只
　　　　料酒、生姜、葱、水豆粉、清汤、食盐适量

【功效】温肾壮阳,补气益精。适用于性欲减退、阳痿、早泄、
　　　　小便频数、腰膝软弱无力或冷痛等症。

龙马
童子鸡

【制作】将仔公鸡去毛及肠杂洗净;将海马、虾仁用温水泡
　　　　10 分钟,分放在鸡肉上;加入葱段、姜块、料酒、
　　　　清汤,隔水蒸至熟烂;取出加入味精、食盐适量,
　　　　再用豆粉勾芡收汁后浇在鸡肉上即成。

【食法】佐餐食用。

【配方】金樱子 30 克　芡实 30 克　莲子 30 克　山药 30 克
　　　　猪肚 1 只　葱、姜、食盐适量

【功效】补肾益精。适用于男性性功能障碍,包括阳痿、早
　　　　泄等症。

金芡
炒猪肚

【制作】1.将金樱子、芡实、莲子去心、洗净,研成细末,
　　　　　纱布包好。
　　　　2.猪肚剖开洗净,将纱布药袋放入猪肚内,用针线
　　　　　缝好,再加葱段、姜块、调料;山药洗净切块,
　　　　　入锅略炒。
　　　　3.将猪肚放入锅内,加适量的水,武火烧沸,文火
　　　　　煮熟后去药袋。
　　　　4.把猪肚切片,在锅内翻炒几下即成。

【食法】佐餐食用,每周 1~2 次,连服 3~4 周。

【配方】 冬虫夏草20克　鸡1只　生姜5克　葱2根　料酒、盐适量

【功效】 补虚损，止咳嗽，美容颜。适用于阳痿、遗精、腰膝酸痛、痰饮咳嗽、虚喘、痨嗽、咯血、盗汗、面色枯黄等症。

冬虫夏草
鸡汁饮

【制作】 1.将鸡宰杀后，去毛及内脏，洗净，开膛；冬虫夏草用酒浸泡30分钟，水洗净。

2.将冬虫夏草装入鸡腹内，放入大砂锅内，加入姜、葱、料酒、盐；用武火烧开，文火炖熬2小时停火，除去配料即成。

【食法】 热服，每次服200克。

【注意】 阴虚火旺者忌服。

【配方】 肉苁蓉20克　枸杞20克　红枣8颗　党参5克　鲈鱼1条　葱2根　生姜10克　味精2克　盐3克　鸡油25克　料酒10克

【功效】 补肾益精，润肠。适用于男子阳痿、腰膝冷痛等症。

【制作】 1.将肉苁蓉浸透、切片、蒸熟，枸杞子去杂质、洗净，红枣去核、洗净，鲈鱼宰杀后去鳞、鱼鳃及肠杂，姜切片，葱切段。

肉苁蓉
蒸鲈鱼

2.将鲈鱼两边身上斜切划3刀，抹上盐、味精、姜、葱、料酒、鸡油，腌制30分钟，再把鲈鱼取出放入蒸盘内，在鲈鱼身上放置肉苁蓉、枸杞子、红枣、党参，置武火蒸笼内蒸9分钟即成。

【食法】 佐餐食用。

【配方】杜仲5克　小茴香1克　巴戟天3克　仙茅3克　核桃仁10克　韭菜子2克　羊肾1只　味精、食盐适量

【功效】补肾壮阳。适用于肾阳虚引起的性欲减退、阳痿、早泄、腰膝冷痛等症。

【制作】将羊肾从侧面剖开，去筋膜，洗净后将杜仲、小茴香、核桃仁、巴戟天、韭菜子、仙茅全部放入羊肾内，用细线扎紧，放入锅内隔水蒸30~50分钟，熟后去净肾内药粉切片加入食盐、味精调味即成。

【食法】晚饭后食用。

【配方】冬虫夏草5克　肉苁蓉20克　山药50克　葱2根　桂圆肉10颗　莲子20克　雪耳20克　乳鸽2只　料酒15毫升　胡椒粉1克　生姜10克　鸡精、食盐适量

【功效】温肾壮阳，益气补血。适用于肾亏引起的阳痿、早泄、久病不复等症。

【制作】1.将宰杀的乳鸽洗净，放入沸水中氽去血水，滤去水分；莲子用温水浸软去心；雪耳浸透洗净，冬虫夏草、肉苁蓉洗净，用酒浸润备用。

2.将乳鸽放入炖盅然后放入莲子、葱、姜、料酒、雪耳、桂圆肉、山药、冬虫夏草、肉苁蓉，放适量水加盖，隔水炖3小时，加入盐、鸡精、胡椒粉调味即成。

【食法】佐餐食用。

【注意】阴虚阳亢者忌食。

【配方】巴戟天 20 克　锁阳 20 克　小苏 15 克　丁香 10 克
肉苁蓉 50 克　黑豆 50 克　猪尾 1 条　生姜 10 克
双蒸酒 80 毫升　葱 2 根　鸡精 3 克　食盐适量

【功效】温肾阳，除风湿。适用于肾虚、水肿等症。

**巴戟锁阳
炖猪尾**

【制作】1. 将猪尾切去肥肉部分，刮净皮毛，切段，用水略煮，
除去浮油；锁阳洗净切片。

2. 将猪尾放入锅内，加入水 500 克，然后放入黑豆、
巴戟天、肉苁蓉、锁阳、小苏、丁香、姜、葱及
双蒸酒炖 3 小时，调入盐、鸡精即成。

【食法】佐餐食用。

【注意】阴虚火旺者忌食。

【配方】巴戟天 30 克　枸杞子 20 克　核桃仁 50 克　大虾 500 克
芥菜 500 克　料酒 5 毫升　白砂糖、食盐、醋、姜丝、
酱油、高汤、蒜、番茄酱、植物油适量

【功效】温补肾阳。适用于阳痿、神经衰弱等症。

**枸杞巴戟
炒大虾**

【制作】1. 把虾去脚爪，除砂肠，留壳，用姜丝、料酒及酱
油拌匀腌 10 分钟备用；枸杞子洗净。

2. 用热油炒蒜粒，倒入虾和核桃仁，炒成红色，加
入巴戟天、料酒、高汤、糖和盐；将汁收下后加
枸杞子、番茄酱和醋；将芥蓝菜洗净切段，用滚
水氽一下，用油锅快炒一下，加入高汤等调味料，
取出放于盘中，上面放入大虾即成。

【食法】佐餐食用

【注意】阴虚火旺者忌食。

核桃仁炒腰花

【配方】菟丝子15克　核桃仁50克　黑木耳25克　葱2根
　　　　猪腰子2个　生姜10克　料酒5毫升　味精2克
　　　　花生油50毫升　蒜苗150克　生粉、食盐适量

【功效】温补肾阳。适用于腰膝酸软、遗精、早泄等症。

【制作】1. 将核桃仁洗净，用油炸香；猪腰子从中间破开，
　　　　　　去掉中间的臊腺筋膜，用菜刀在表面划格子状，
　　　　　　用盐腌后，用葱、姜、生粉、料酒拌匀。

　　　　2. 菟丝子研成粉；将锅置武火上，加入花生油，油
　　　　　　温烧至八成热，下姜、葱、黑木耳、蒜苗、猪腰
　　　　　　子、核桃仁翻炒断生后，加入菟丝子、盐、味精、
　　　　　　料酒调味即成。

【食法】佐餐食用。

枸杞韭黄炒猪腰

【配方】枸杞子20克　核桃仁50克　韭黄150克　猪腰子2个
　　　　蒜片2克　料酒10毫升　葱1根　生姜10克
　　　　花生油30毫升　生粉、食盐适量

【功效】滋补肾虚，补肝肾。适用于肾虚腰痛、遗精、早泄等。

【制作】1. 将猪腰子从中间破开，除去内中的臊腺筋膜，洗
　　　　　　净切片，放入食盐、生粉、料酒；用姜片和蒜片
　　　　　　拌匀。

　　　　2. 将韭黄洗净切成小段；枸杞子、核桃仁洗净；起
　　　　　　油锅将猪腰子、核桃仁快速炒熟铲起；将韭黄炒
　　　　　　熟后倒入猪腰子、枸杞子、葱段炒匀即成。

【食法】佐餐食用。

【注意】阴虚火旺者忌食。

【配方】人参 3 克　黄芪 5 克　嫩母鸡 1 只　葱 2 根
　　　　奶汤 1000 毫升　姜 10 克　猪油、料酒、食盐、味精
　　　　适量

【功效】温中益气，补精填髓。适用于治劳伤虚损、气血不足、
　　　　阳痿、失眠、健忘、食少、泄泻、小便频数等症。

【制作】1. 将人参洗净，切成薄片，备用。

砂锅
人参鸡

　　　　2. 将母鸡宰杀，褪去毛桩，去除内脏，剁去鸡爪，
　　　　投入沸水锅内焯水，捞出，洗净，沥去水分。

　　　　3. 在铁锅中放入猪油烧热，投入葱、姜炒出香味，
　　　　烹入料酒，加入奶汤、精盐和味精，将汤煮沸几
　　　　次后，拣出葱、姜，倒入砂锅内，再将母鸡、人
　　　　参、黄芪全部放入砂锅内，用文火炖煮，以母鸡
　　　　熟烂即成。

【食法】佐餐食用。

【配方】肉苁蓉 15 克　枸杞子 50 克　党参 10 克　鹿鞭 10 克
　　　　鳝鱼肉 150 克　姜丝 15 克　料酒 10 毫升　味精、
　　　　食盐适量

【功效】益气壮阳。适用于气虚阳衰、阳痿、精神不振等症。

【制作】1. 将鳝鱼肉洗净，切段；鹿鞭润透，洗净，切段；
　　　　枸杞子、党参浸润；肉苁蓉浸润切片；姜拍松。

杞蓉鹿鞭
炖鳝鱼

　　　　2. 将鳝鱼肉、肉苁蓉、鹿鞭、枸杞子放入炖锅内，
　　　　锅置武火上烧沸，加入料酒、姜丝，沸后改用文
　　　　火煮 40 分钟，加入盐、味精调味即成。

【食法】佐餐食用。

【注意】阴虚火旺者忌食。

【配方】枸杞子 10 克　党参 10 克　乌龟 1 只　姜 10 克
　　　　葱 10 克　味精、黄酒、食盐适量

【功效】滋阴壮水，益肾填精。适用于阳痿、男性不育症、
　　　　属阴虚火旺型、精液量少而稀、腰膝酸软、失眠健忘、
　　　　伴烦热盗汗口干等症。

【制作】将乌龟宰杀，去壳甲、内脏，洗净，切成小块，置
　　　　于碗中，再加枸杞子、党参、葱、姜、黄酒、食盐、
　　　　味精等，隔水清蒸 1 小时即成。

【食法】佐餐食用。

【配方】人参 15 克　当归 15 克　枸杞子 10 克　猪肾 1 只
　　　　蒜末 10 克　醋 10 克　酱油 10 克　香油 10 克
　　　　姜 3 片　食盐适量

【功效】补肾益气，养血安神。适用于肾气虚弱、气血不足、
　　　　阳痿、遗精、腰酸膝软、面色萎白、失眠、自汗、
　　　　乏力等症。

【制作】1. 先将人参、当归、枸杞子洗净，装入纱布袋内，
　　　　　扎紧袋口，放在砂锅内，加入清水适量，浸泡 2
　　　　　小时。

　　　　2. 剖开猪肾，挖去白色筋膜和臊腺，清洗干净，放
　　　　　入砂锅内一并加热清炖。

　　　　3. 先用武火煮沸，再用文火炖煮 30~40 分钟；捞出
　　　　　猪肾，待冷后切成薄片，酌加适量酱油、醋、香
　　　　　油、姜丝、蒜末、食盐调味即成。

【食法】吃腰片，喝汤。

【配方】精盐 1 克　鲜汤 500 毫升　香油 2.5 克　面条 500 克

鳝鱼丝 250 克　料酒 20 毫升　酱油 100 毫升

白糖 100 克　葱 2 根　姜 15 克　胡椒粉 1 克

植物油 1000 毫升

【功效】补虚助力，祛风湿，强筋骨。适用于劳伤、风寒湿痹、
早泄、阳痿等症。

脆鳝面

【制作】1.鳝鱼丝放入开水中烫一下，捞出沥去水分。

2.将锅置于武火上烧热，放植物油，在旺火上烧至
八成熟时，将鳝鱼丝炒开，放入锅内炸，不停地
翻动，炸至鳝鱼丝发硬，即用漏勺捞出。

3.原锅倒出余油，放酱油、料酒、白糖、葱、姜、
鲜汤做成卤汁，将鳝鱼丝倒入锅里，使卤汁粘在
鳝鱼丝上，淋上香油，出锅放到煮好的面条上
（锅内另加汤、调料）并撒上胡椒粉调味即成。

【食法】随量食用。

【配方】山药 50 克　莲子 10 克　芡实 10 克　乳鸽 1 只
黄酒、姜、葱、味精、食盐适量

【功效】滋阴益肾补虚。适用于阳痿、男性不育症、肾阴亏虚、
精子稀而少、射精障碍、形体消瘦、伴潮热口干等症。

**山药
炖乳鸽**

【制作】将山药洗净，切成片；乳鸽宰杀，去毛及内脏，洗净；
将山药、芡实、莲子、乳鸽同置锅中，加入黄酒、姜、
葱、食盐、味精，隔水清炖 30 分钟即成。

【食法】佐餐食用。

【配方】茯神9克　炒白术9克　金樱子9克　车前子9克
　　　茯苓15克　莲子15克　芡实30克　党参30克
　　　山药片20克　莲须5克　乌鸡1只　胡椒粉3克
　　　葱10克　料酒10克　姜5克　盐5克

【功效】补肾固精。适用于肾虚引起的梦遗、腰膝酸软等症。

【制作】1.将所有药材全洗干净,装入洁净纱布袋内,扎紧口。
　　　　2.乌鸡宰杀后去毛、内脏及爪;姜拍碎,葱切段。
　　　　3.将药包、乌鸡、姜、葱段、料酒同放入炖锅内,
　　　　　加入高汤,置武火上烧沸,再改用文火炖煮45分
　　　　　钟,加入盐、胡椒粉调味即可。

【食法】每日1次,佐餐食用。

茯神芡实炖乌鸡

【配方】鹿衔草30克　熟地黄20克　枸杞子12克　姜15克
　　　巴戟天15克　山药30克　茯苓10克　黄芪5克
　　　肉桂5克　熟附片15克　五味子10克　鹿角胶10克
　　　芡实10克　公鸡1只　料酒30毫升　食盐10克
　　　葱20克

【功效】补肾虚,益精血。适用于早泄症。

【制作】1.将鹿衔草、熟地黄、枸杞子、巴戟天、芡实、黄芪、
　　　　　山药、茯苓、肉桂、五味子用纱布袋装好,扎紧
　　　　　口,放药罐内煎煮30分钟,每次加水1500毫升,
　　　　　煎煮2次,合并煎液;鹿角胶另用水炖至融化。
　　　　2.熟附片放炖锅内,加水300毫升,煎煮1小时后,
　　　　　放药液、子公鸡、料酒、葱、姜、精盐于锅内,
　　　　　置武火上炖煮熟,再用小火炖30分钟即成。

【食法】单服,每日1次,一周为1个疗程。

早泄方

【配方】熟附子末 3 克　猪肾 2 只　食盐、胡椒粉适量

【功效】补肾益精。适用于肾阳虚引起的腰膝冷痛、遗精、阳痿等症。

猪肾煨附子

【制作】将猪肾侧面切开，去筋膜、臊腺，洗净，加入熟附子末，用湿棉纸裹煨熟，加入胡椒粉、食盐调味即成。

【食法】空腹食，每日 1 次。

【配方】肉苁蓉 15 克　水发海参 2 只　熟鸽蛋 8 只

猪油 50 克　花生油、葱段、姜片、鸡汤、黄酒、酱油、胡椒粉、盐、味精、干淀粉、水淀粉适量

【功效】补益精血，固精助阳。适用于精血亏损、虚劳、阳痿、遗精等症。

苁蓉海参鸽蛋

【制作】1.将海参内壁膜撕干净，放入鸡汤内焯一下，捞出，用刀在腔壁剖菱形花刀；鸽蛋剥去壳；肉苁蓉加水煎 1 小时，取汁备用。

2.将锅烧热，放花生油，将鸽蛋裹满干淀粉，入热油锅内，炸至表皮呈黄色捞出。

3.锅内放猪油烧热，下葱段、姜片炒香，加鸡汤稍煮，再加酱油、黄酒、海参烧沸后，转文火煮 40 分钟，加鸽蛋、苁蓉汁，煨 10 分钟，盛入盘中。

4.锅内汤汁武火烧沸后，加盐、胡椒粉、味精，用水淀粉勾芡，紧挨在海参和鸽蛋上即可。

【食法】佐餐食用。

【配方】覆盆子 10 克　白果 5 枚　芡实 10 克　生姜 10 克
　　　　猪膀胱 150 克　料酒 20 克　食盐、味精适量

【功效】补肝益肾，固精止遗。适用于阳痿、遗精、尿频等症。

覆盆子白果煲猪小肚

【制作】先将白果炒熟去壳，猪膀胱洗净，切成小块，倒入料酒和生姜辟味；放入覆盆子、白果、芡实，再加入清水适量煮汤，猪膀胱熟烂后加入食盐和味精调味即成。

【食法】饮汤食肉，佐餐食用。

【配方】丁香 10 克　肉桂 5 克　草豆蔻 5 克　鸭子 1 只
　　　　葱 2 根　姜 15 克　冰糖、卤汁、食盐、麻油适量

【功效】温中和胃，暖肾助阳。适用于肾阳虚所致之阳痿、遗精等症。

丁香鸭

【制作】1. 将鸭宰杀，去毛和内脏，洗净；丁香、肉桂、草豆蔻用水煎两次，每次煮 20 分钟，取药汁 2500 毫升。

2. 将药汁、鸭、葱、姜、盐同放锅中，武火烧沸后转用文火煮至七成熟时捞出放凉。

3. 待凉透后再将鸭子放入卤汁锅内，用文火煮至肉熟后捞出。

4. 将冰糖加入锅内卤汁，文火烧至冰糖溶化，放入鸭子，将鸭子一面滚动、一面用勺浇卤汁至鸭色呈红亮色时捞出，再均匀地涂上麻油即成。

【食法】早晚佐餐食用。

【配方】金樱子 30 克　黄芪 10 克　猪小肚 1 个　食盐、生粉、
　　　　味精适量

【功效】益肾固脱，固精缩尿止遗。适用于肾虚引起的遗精、
　　　　夜尿频多等症。

【制作】1.将猪小肚去尽肥脂，切开，用盐和生粉拌擦，用
　　　　　水冲干净，放锅内用开水煮 15 分钟，然后取出在
　　　　　冷水中冲洗。

　　　　2.金樱子去净外刺和内瓤，与黄芪一同放入砂锅内，
　　　　　加清水适量，武火煮沸后，改文火炖 3 小时，加
　　　　　入食盐、味精调味即成。

【食法】饮汤食肉。

金樱子炖
猪小肚

【配方】芡实 50 克　莲子 30 克　百合 20 克　老鸭 1 只
　　　　葱 20 克　姜 15 克　味精、黄酒、食盐适量

【功效】固肾涩精，补益脾胃。适用于脾肾亏虚、下元不固
　　　　而致的遗精、腰膝酸软、久泻久痢等症。

【制作】1.将鸭宰杀后，除去皮毛及内脏，洗净鸭腹内的
　　　　　血水。

　　　　2.将芡实、莲子、百合洗净，放入鸭腹；将鸭子放
　　　　　入砂锅内，加入适量的葱、姜、食盐、黄酒。

　　　　3.先用武火烧沸后，转用文火煮 2 小时，直至鸭肉
　　　　　酥烂，加入味精调味即成。

【食法】每周 1~2 次，佐餐食用。

芡实
煮老鸭

【配方】党参 15 克　红枣 5 枚　黄芪 10 克　鸡爪 10 只
　　　　章鱼 80 克　生姜 10 克　盐适量

【功效】养血益气，补肾壮腰。适用于肾虚精亏等症。

鸡爪炖章鱼

【制作】1. 将鸡爪及章鱼洗净放入清水中，用砂锅煮沸后，
　　　　　放入生姜用中火煮 20 分钟后改用小火煮。

　　　　2. 将红枣去核后，与党参、黄芪一并用温水洗净，
　　　　　放入汤中一起炖 3 小时，再放少许盐调味即成。

【食法】佐餐食用。

【配方】枸杞子 15 克　水发乌参 2 只　鸽蛋 10 个　葱、姜、
　　　　花生油、豆粉、猪油、鸡汤、料酒、胡椒粉、味精、
　　　　盐适量

【功效】补肾滋阴，养肝明目。适用于精血亏损、虚劳劳怯、
　　　　阳痿、遗精等症。

红杞乌参鸽蛋

【制作】1. 将乌参内壁膜去除干净，用沸水冲洗干净，再用
　　　　　尖刀在腹壁切成棱形。

　　　　2. 将鸽蛋凉水时下锅，用文火煮熟，捞出等凉后剥
　　　　　壳；将枸杞子洗净；葱切成段，姜拍烂。

　　　　3. 在锅中放入花生油，烧沸，鸽蛋滚满干豆粉，放
　　　　　入油锅内炸，炸至黄色时捞出。

　　　　4. 将锅烧热后放入猪油，烧沸，加入葱段、姜煸炒，
　　　　　随后倒入鸡汤，略煮，捞去姜、葱；放乌参、料
　　　　　酒、胡椒粉适量；烧沸后，撇去浮沫，改用文火
　　　　　20 分钟左右，放入鸽蛋和枸杞子，再煨 10 分钟，
　　　　　取出乌参和鸽蛋。

　　　　5. 汁内加入味精、盐调味，用水豆粉勾芡，再淋肥
　　　　　猪油，浇在乌参和鸽蛋上即成。

【食法】当点心食用。

【配方】山药 250 克　枸杞子 20 克　黄芪 10 克　烤鸭 1 只
白菜 500 克　姜、食盐、味精、料酒、葱适量

【功效】健脾补肺，固肾益精。适用于肺肾阴虚、气虚不固、
早泄、遗精、虚劳咳嗽、骨蒸劳热、食欲不振、大
便稀薄等症。

清蒸
山药鸭

【制作】1.将烤鸭剁成块；白菜洗净，山药削皮，均匀切成
片，用开水烫过，放在鸭块上面，黄芪洗净；加
入枸杞子、葱段、姜片、料酒、精盐、味精和清汤，
加入鸭碗内，上笼用武火蒸透。

2.将砂锅置于武火上，加入原汁、清汤、精盐、味
精、料酒，调好味，煮沸后将调味汁浇在鸭肉上
即成。

【食法】佐餐食用。

【配方】冬虫夏草 10 克　老雄鸭 1 只　生姜、葱、食盐、料
酒适量

【功效】滋养肺肾，补益精髓。适用于肺肾阴虚，阳痿早
泄、遗精盗汗、腰膝酸软、虚劳咳喘和病后体虚
等症。

虫草
蒸雄鸭

【制作】1.将鸭宰杀，去除鸭毛和内脏，清洗干净，鸭头劈开。

2.虫草去灰用温水洗净，与生姜、葱白一起纳入鸭
腹内，用线扎好，置于大碗中。

3.注入清汤，加入适量食盐、料酒，置于笼内蒸 2
小时左右，鸭肉熟烂即成。

【食法】佐餐食用。

【配方】人参 10 克　麦冬 10 克　黄芪 10 克　玉竹 10 克
　　　　甲鱼 1 只　味精、姜片、胡椒粉、料酒、葱、食盐、
　　　　鸡汤适量

【功效】补肾固精，健脾润肺。适用于肺肾亏虚、阳痿、早泄、
　　　　咳嗽等症。

深埋甲鱼

【制作】1.将甲鱼宰杀，放沸水中烫 15 分钟左右，取出备用。
　　　　2.将甲壳上的粗皮剥开，去除内脏和头、爪，清洗
　　　　　干净、切成小块；人参、冬麦洗净；将人参、麦
　　　　　冬、玉竹、黄芪、姜片、葱段、食盐和料酒放入
　　　　　大碗内，放上甲鱼块，盖上甲鱼壳，加入鸡清
　　　　　汤，上笼蒸 1 小时左右；加入味精、胡椒粉调味
　　　　　即成。

【食法】佐餐食用。

【配方】肉桂 5 克　肉苁蓉 5 克　雄鸡肝 2 具　葱、料酒、
　　　　味精、姜、食盐适量

【功效】温补心肾，健脾暖胃。适用于心脾肾阳虚气弱、阳
　　　　痿不举、夜尿频多等症。

肉桂鸡肝

【制作】1.将鸡肝洗净，切成块；肉桂洗净，切成小块。
　　　　2.将鸡肝、肉苁蓉和肉桂放在大碗内，加入适量的
　　　　　葱、姜、食盐、料酒和清水。
　　　　3.将碗放入锅内，隔水加热炖至鸡肝熟烂为度，再
　　　　　加少量味精调味即可。

【食法】佐餐食用。

金玉羹

【配方】栗子 100 克　山药 60 克　莲子 50 克　羊肉 50 克　食盐适量

【功效】补肾壮阳，强壮腰膝。

【制作】1. 将羊肉绞烂煮成汤。

　　　　2. 将栗子去壳，山药切细，与莲子放入羊肉汤同煮成羹，加入食盐调味即成。

【食法】食肉喝汤。

地黄蜜枣泥

【配方】生地黄 5000 克　白蜂蜜 500 克　大红枣 1000 克

【功效】滋养肾阴，延年益寿。

【制作】1. 将鲜生地黄洗净，捣碎，榨取汁。

　　　　2. 将大红枣洗净后去枣核，去枣肉捣成泥。

　　　　3. 将生地黄汁入锅加白蜜，小火慢熬，沸后下枣泥搅匀再煎煮 1 小时，取出盛入瓷坛中，密封置冰箱备用。

【食法】每次用 15~30 克，白开水或葡萄酒冲服，早晚各 1 次。

补益海参

【配方】小茴香 6 克　海参 15 克　生姜汁、食盐适量

【功效】补肾添精，扶正祛邪，壮阳疗痿。

【制作】将海参用温水发胀、发软后，捞出用开水烫一下，放入锅内加清汤适量，放进茴香，文火煨炖至烂熟加入食盐调味即成。

【食法】加生姜汁拌和，分次吃完。常吃为佳。

大蒜羊肉

【配方】核桃仁50克　羊肉250克　板栗50克　大蒜15克
　　　　食用油、酱油、食盐适量

【功效】温肾壮阳。适用于肾虚阳痿、腰膝酸软、遗尿或尿
　　　　频等症。

【制作】将羊肉洗净，煮熟切片；板栗洗净煮熟；大蒜捣烂，
　　　　同放大盘内，加适量熟食油、酱油、精盐等拌匀食用。

【食法】佐餐食用。

蛤蚧虾米

【配方】椒皮120克　茴香120克　蛤蚧1对　海虾仁500克
　　　　食盐3克　紫苏叶30克　白酒适量

【功效】温肾壮阳。适用于阳痿者。

【制作】1.先将海虾仁用食盐、反复酒炒至虾熟。

　　　　2.蛤蚧去头、足、鳞、内脏，食盐、酒炙至酥脆；
　　　　　茴香加入食盐后用酒炒；椒皮加入食盐后用酒炒。

　　　　3.用紫苏叶粗末同以上虾仁、蛤蚧、茴香、椒皮拌
　　　　　匀后乘热装入器盒，四周封存，侯冷取用。

【食法】每次取30克空腹嚼，以葡萄酒服下。

**韭菜
拌虾肉**

【配方】核桃仁100克　虾500克　韭菜250克　食盐适量

【功效】补肾壮阳。

【制作】1.核桃仁洗净，捣碎；生虾去壳，洗净后沥干，两
　　　　　者用油炸熟，装碗。

　　　　2.韭菜下锅炒，加入适量食盐，翻炒至熟。

【食法】虾肉、核桃仁、韭菜三者拌食。

【配方】熟附片 15 克　干姜 10 克　桂心 10 克　五味子 10 克
　　　　神曲 20 克　蜂蜜 60 克　大枣 20 枚　胡椒 10 克
　　　　肉苁蓉 15 克　菟丝子 15 克　羊骨髓 60 克
　　　　白面 500 克　酥油 50 克　牛奶 250 克

【功效】补肾壮阳。适用于脾肾阳虚的食欲不振、消化不良、性欲低下、腰膝酸软、畏寒怯冷等症。

壮阳饼

【制作】1. 将熟附片、干姜、桂心、五味子、肉苁蓉、菟丝子、神曲、胡椒一齐烘干，共研成细末，备用。

　　　　2. 将药末过筛，与白面、羊骨髓、酥油、牛奶、蜂蜜一起拌和；将大枣去核，捣成泥，放入盆中，密盖，半日后取出做成饼，上炉烤熟或上笼蒸熟。

【食法】做主食食用，但不可过量。

【配方】芡实 25 克　茯苓 25 克　山药 25 克　莲子 25 克
　　　　豆腐 500 克　马铃薯 250 克　香菇 100 克　板栗 50 克
　　　　食盐、花生油适量

【功效】补肾壮阳。适用于遗精早泄等症。

四神煲豆腐

【制作】1. 芡实、茯苓、山药磨粉，莲子、板栗洗净。

　　　　2. 香菇浸水去蒂，马铃薯去皮切块，豆腐洗净后切成状，抹盐晾干。

　　　　3. 炒锅武火烧热花生油至八分熟，豆腐抹去盐后与马铃薯一起油炸，捞起。

　　　　4. 炖锅内放入豆腐、香菇、马铃薯、莲子、板栗以及磨粉调水后的芡实、茯苓、山药等材料，加入适量水煮沸，在意小火慢煮 1 小时。

【食法】佐餐食用。

【配方】金樱子 3 克　松仁粉 15 克　羊肉 175 克　苦瓜 175 克
葱丝 10 克　姜丝 10 克　料酒 20 克　酱油 5 克
精盐 4 克　鸡精 3 克　味精 1 克　胡椒粉 0.5 克
湿淀粉 15 克　鸡蛋清　半个汤 15 克　植物油 20 克
芝麻油 5 克

【功效】补肾壮阳，益精填髓。适用于男性性功能减弱、遗精、
盗汗、多梦、体虚、食欲不振、疲劳感强等症。

松香羊肉苦瓜

【制作】羊肉切丝；苦瓜剖开去瓢，切丝；金樱子洗净；羊
肉丝用料酒、精盐拌匀渍入味，再用鸡蛋清、湿淀
粉拌匀上浆；锅内放植物油烧热，下入肉丝用小火
炒熟；下入葱丝、金樱子、姜丝炒匀；下入苦瓜丝
炒匀；下酱油、料酒、汤、精盐，炒至熟；加鸡精、
味精、胡椒粉，用湿淀粉勾芡，撒入松仁粉、芝麻
油翻匀，装盘即成。

【食法】佐餐食用。

【配方】莲子 30 克　红枣 10 枚　枸杞子 30 克　党参 10 克
虾仁 30 克　童子鸡 1 只　葱 10 克　盐 5 克　姜 5 克
料酒适量

【功效】补肾益精。适用于男性性功能障碍，包括阳痿、早
泄等症。

清蒸虾仁童子鸡

【制作】将以上材料洗净备用；葱切段、姜切块；将虾仁、
枸杞子、党参放入鸡肚中，用针缝好，再放上葱、盐、
姜、料酒，上蒸笼蒸熟即可。

【食法】佐餐食用，每周 1~2 次，连服 4 周。

【配方】薏苡仁 15 克　　百合 15 克　　芡实 15 克　　糯米 60 克
　　　　莲子 30 克　　山药 30 克　　母鸡 1 只　　香菇 10 克
　　　　干贝 10 克　　姜末 10 克　　料酒 10 克　　麻油 30 克
　　　　盐 3 克　　胡椒粉 0.6 克　　熟猪油 1000 克　　糖 150 克
　　　　醋 150 克　　椒盐适量　　生菜 150 克

【功效】养心补肾，润肺健脾。适用于脾虚湿困、遗精、阳痿、
　　　　遗尿等症。

【制作】1. 将鸡去毛桩，除去内脏，整鸡出骨，洗净，用料酒、
　　　　　盐及姜末将鸡身内外抹匀，腌约 30 分钟。

　　　　2. 将糯米、薏苡仁、百合、莲子（去心）、芡实分
　　　　　别泡胀、洗净，与洗净切块的山药盛入碗内，上
　　　　　笼蒸熟；香菇均切成与薏苡仁同样大小的颗粒。

八宝鸡

　　　　3. 将以上几种辅料盛入盆内，加入猪油、盐、胡椒
　　　　　粉，拌匀，装入鸡腹内，将鸡颈开口处和肝门处
　　　　　用竹签封严后，盛入盆内，上笼蒸 2 小时至九成
　　　　　烂，取出，沥干水，晾凉；用细竹签在鸡胸部、
　　　　　鸡腿部戳出几个气眼。

　　　　4. 将铁锅置于武火上，猪油烧至六成热，放入鸡炸
　　　　　至呈淡黄色时捞出，抽出竹签，在鸡脯上均匀地
　　　　　用刀划 3 厘米长的斜方刀口，盛入盘内，将烧热
　　　　　的麻油淋在鸡脯刀口处，与糖、醋、生菜、椒盐
　　　　　调料一同上桌。

【食法】佐餐食用。

【配方】韭菜 150 克　胡椒粒 3 克　羊肝 200 克　姜 5 克
　　　葱 10 克　菜油、食盐、味精适量

【功效】温肾固精，养肝明目。主治男性阳痿、遗精、盗汗、食欲不振等症。

韭菜
炒羊肝

【制作】胡椒粒敲碎备用；韭菜洗净，切段；羊肝洗净，切薄片；姜切片，葱切节；将铁锅烧热，下入菜油烧沸，放入羊肝翻炒，待羊肝变色，即下韭菜、葱、胡椒粒、生姜、食盐，再翻炒片刻，入味精调味即成。

【食法】佐餐食用。

【配方】枸杞子 50 克　猪里脊肉 250 克　水发木耳 25 克
　　　水发笋片 25 克　植物油 250 克　猪油 50 克　蛋清 1 个
　　　豌豆、葱、蒜、精盐、米醋　味精、料酒适量

【功效】补肝肾，养血滋阴。主治体虚乏力，血虚眩晕，阳痿，腰痛等症。

【制作】1. 将枸杞子分为 2 份，一份 25 克以水蒸煮，取枸杞子浓缩汁 25 毫升；另一份 25 克用清水洗净，放小碗中在笼内蒸半小时备用。

枸杞滑熘
里脊片

　　　2. 将里脊肉抽去白筋，切片，用蛋清、水淀粉、盐少许抓匀浆好；将锅烧热，加入植物油，待油温后，将浆好的里脊片下入油锅滑开，滑透，倒入漏勺控油。

　　　3. 再将锅放火上，加入猪油，油热时将水发木耳、水发笋片、豌豆和葱蒜下锅，用勺煸炒，加入精盐、米醋、味精、料酒少许，清汤 1 勺，枸杞子浓缩汁及蒸熟的枸杞子，再将里脊片下锅；勾芡调味即成。

【食法】佐餐食用。

油炸蚕蛾

【配方】蚕蛾 20 只　素油适量

【功效】补肾益精。适用于肾虚腰痛、筋骨软弱、四肢倦怠、全身无力等症。

【制作】蚕蛾去翅足，洗净后用素油炸熟即成。

【食法】每晚食用。

枸杞羊腿炖四蔬

【配方】枸杞子 25 克　肉桂 5 克　八角 5 克　花椒 2 克
草果 2 枚　羊腿 1 只　土豆 75 克　洋葱 75 克
西红柿 75 克　青椒 75 克　葱段 15 克　姜片 20 克
料酒 20 克　葱姜汁 15 克　精盐 7 克　鸡精 2 克
味精 1 克　酱油 15 克　清汤 1250 克　植物油 20 克
芝麻油 5 克

【功效】补肾助阳，强筋健骨，益精养血。适用于肾虚精亏、头晕目眩、男性阳事无能、腰腿酸痛无力、一触即泄等症。

【制作】1. 土豆切片；洋葱切滚刀块；青椒切成菱形片；西红柿切成滚刀块；枸杞子、肉桂、八角、花椒、草果均装入纱布袋内成药包。

2. 羊腿洗净，在一侧划上一字刀，下入沸水锅中焯去血水，沥干，再下入清汤锅内，加入药料包、葱段、姜片、料酒、精盐，烧开煮至熟烂捞出，沥去汤汁，剔去大骨，切片，码入盘的一侧。

3. 锅内放植物油烧热，下入洋葱块、土豆片炒匀，下葱姜汁炒至微熟；下入青椒片、西红柿块、精盐炒匀，加鸡精、味精、酱油炒匀至熟，淋入芝麻油翻匀，出锅盛在盘的另一侧即成。

【食法】佐餐食用。

【配方】巴戟天 15 克　海马 10 克　鸡内金 6 克　龙虾 1 只　鸡血藤 9 克　益智仁 9 克　姜 10 克　葱 10 克　精盐 5 克　白糖 10 克　料酒 10 克

【功效】补肾壮阳，强筋壮骨。

【制作】1.将巴戟天、鸡内金、鸡血藤、益智仁、海马洗净后放入炖杯内，加入清水，先用武火烧沸，再改用文火煮 25 分钟，取汁液；如此再煮 1 次，合并两次药液待用。

2.将龙虾宰杀（从龙虾身后正中一剖为二，分泌腺会被刀锋顺势拖出），剥皮，去头、尾，龙虾肉切段，入蒸盆内，加入药液，放入料酒、精盐、白糖、姜、葱花，置旺火上，蒸 25 分钟即成。

【食法】每日 1 次，正餐食用。

巴戟天蒸龙虾

【配方】枸杞 15 克　子母鸡 1 只　红枣 10 颗　葱、姜、清汤、食盐、料酒、胡椒粉、味精适量

【功效】滋阴补肾，填精益髓。适用于性功能减退等症。

【制作】1.将红枣去核；将子母鸡宰杀后，去毛和内脏，洗净，放入锅内，用沸水氽透，捞出放入凉水内冲洗干净，沥尽水分。

2.再把枸杞、红枣装入鸡腹内，然后放入盆内（鸡腹朝上）。把葱、生姜放入盆内，加入清汤、食盐、料酒、胡椒粉，将盆盖好，用湿棉纸封住盆口，在沸水时上笼蒸 2 小时取出，食时加入味精即成。

【食法】正餐食用。

红杞蒸鸡

【配方】鹿茸 10 克　麦冬 15 克　人参 15 克　五味子 15 克
山茱萸 20 克　锁阳 15 克　熟地黄 15 克　黄连 6 克
紫河车粉 20 克　肉苁蓉 15 克　海狗鞭 30 克
巴戟天 15 克　蛤蚧 1 对　炒白术 10 克　炙黄芪 25 克
砂仁 6 克　淫羊藿 15 克　蛇床子 10 克　肉桂 6 克
菟丝子 20 克　柏子仁 10 克　山药 25 克　盐 5 克
芡实 30 克　子公鸡 1 只　料酒 10 毫升　当归 15 克
味精 3 克　姜 5 克　胡椒粉 3 克　上汤 3000 毫升
葱 10 克

鹿茸人参炖鸡

【功效】温肾，清心，固精。适用于肾气不足、早泄、阳痿、头晕耳鸣、腰脊酸痛、齿脱发落、面色淡白、小便频数等症。

【制作】1.将以上药物洗净，装入洁净纱布袋内，扎紧口：公鸡宰杀后，去毛桩、肉畦殛爪；姜拍松，葱切段。

2.将药包、公鸡、姜、葱、料酒同放炖锅内，加入上汤，置武火上炖沸、再用文火炖煮 50 分钟，加入盐、味精、胡椒粉即成。

【食法】每日 2 次，佐餐食用。

【配方】山药 30 克　巴戟天 30 克　枸杞 30 克　红枣 20 粒
海参 300 克

【功效】益肾强精。

枸杞山药海参锅

【制作】1.将山药、巴戟天、枸杞、海参、红枣洗净。

2.海参切块，与上述材料一起放入炖锅，加入适量水分，隔水炖煮 3 小时。

【食法】佐餐食用。

羊肾苁蓉羹

【配方】肉苁蓉 30 克　黄精 15 克　羊肾 1 个

【功效】壮阳补肾。

【制作】1.将羊肾去筋膜，洗净，中间切开成薄片；肉苁蓉浸泡米酒一夜，切成薄片；黄精洗净。

2.将切成薄片的羊肾及肉苁蓉同放入锅中，加水文火煮汤，羊肾将熟时，加入调味料即可。

【食法】佐餐食用。

羊肾爆炒黑木耳

【配方】黑木耳 100 克　羊肾 1 对　花菜 200 克　姜、蒜末、盐适量

【功效】补肾壮阳。

【制作】羊肾一对，剖开去筋膜，冷水泡半天；黑木耳凉水泡开，花菜掰小块，洗净开水焯过；羊肾切丁，与黑木耳爆炒，酌加姜、蒜末及盐，炒至八分熟时加入花菜，翻炒至熟即可。

【食法】佐餐食用。

枸杞炖仔鸡

【配方】枸杞 30 克　党参 10 克　公鸡 1 只　白酒 100 克　盐适量

【功效】益肾强精。

【制作】1.将党参、枸杞子洗净；公鸡去毛及内脏洗净。

2.加入 50 度以上白酒 100 克，加盐同炖至公鸡肉熟加盐调味即成。

【食法】佐餐食用。

【配方】菟丝子 20 克　小茴香 5 克　枸杞子 10 克　乳鸽 2 只
　　　　料酒 10 克　姜 5 克　葱 10 克　味精 3 克　食盐 5 克
　　　　上汤适量

【功效】补虚益气，益肾壮阳。

菟丝枸杞炖乳鸽

【制作】1.乳鸽宰杀后，去毛桩、内脏及爪，入沸水锅内汆去血水；将菟丝子、小茴香、枸杞子洗净，放入砂锅内，加水煎 25 分钟，去渣，留药液；姜切片，葱切段。

　　　　2.将乳鸽、药液、姜、葱、料酒同放炖杯内，再加上汤，先置武火上烧沸，再改用文火炖 80 分钟，最后加入精盐、味精调味即可。

【食法】每日 1 次，每次一杯。

【配方】鹿茸粉 6 克　水发口蘑 5 克　水发海参 10 克
　　　　冬笋 5 克　大虾 10 克　熟鸡脯肉 10 克　鸡肉 50 克
　　　　水发干贝 5 克　火腿 5 克　精盐 2 克　味精 2 克
　　　　鸡油 15 克　料酒 10 毫升　上汤 250 毫升
　　　　湿淀粉 25 克

【功效】补益气血，温壮元阳，补益精髓。适用于肾阳虚之阳痿、滑精、早泄、腰膝酸冷、精亏眩晕等症。

什锦鹿茸羹

【制作】1.把海参、大虾洗净，与火腿、冬笋、口蘑同切成丁。

　　　　2.用开水烫焯海参、大虾后，控干水分；锅内放汤，加鸡脯肉、鸡肉、精盐、料酒、大虾、海参、干贝（撕开）、火腿、口蘑、冬笋，烧开后，放入味精、鹿茸粉，用湿淀粉勾芡，淋上鸡油即成。

【食法】佐餐食用。

【配方】肉苁蓉 10 克　海石斑鱼 100 克　蛤蜊肉 30 克
　　　　豆腐 50 克　香菇 10 克　粉丝 20 克　小白菜 150 克
　　　　料酒 10 毫升　盐 4 克　酱油 10 克　味精 3 克
　　　　姜 10 克　素油 50 克　葱 10 克　上汤 500 毫升

【功效】补肾益精，润肠通便。适用于男子阳痿、腰膝酸冷、
　　　　血枯、便秘等症。

【制作】1.将石斑鱼宰杀后，去鳞、腮，肠杂，切薄片；蛤
　　　　　蜊肉洗净，切薄片；小白菜切丝，洗净；姜切片，
　　　　　葱切段。

　　　　2.将锅置武火上烧热，加入素油，烧六成熟时，加
　　　　　入姜、葱爆香，放入上汤、石斑鱼、蛤蜊、肉苁
　　　　　蓉、粉丝、酱油、料酒、盐，用武火烧沸，文火
　　　　　煨 1 小时，加入豆腐、香菇、小白菜、味精即成。

【食法】每日 1 次，佐餐食用。

**肉苁蓉
鱼煲**

【配方】虫草 10 克　花胶 30 克　黄精 10 克　乳鸽 1 只
　　　　香菇 10 克　葱 5 克　料酒 6 毫升　鸡油 25 克
　　　　盐 3 克　上汤 500 毫升　味精 3 克　姜 4 克

【功效】补益肺肾，温壮元阳。适用于虚损咳嗽、咯血、阳痿、
　　　　早泄、遗精等症。

【制作】1.乳鸽切块、余水与发好的花胶切段洗净后一并放
　　　　　入盅内。

　　　　2.中草药洗净，与姜片、葱段、料酒、鸡油、高汤注
　　　　　入盅内。

　　　　3.将食用玻璃纸包住盅内，用橡皮筋扎紧，入蒸笼
　　　　　炖 2 小时后，加适量精盐、味精调味即成。

【食法】佐餐食用

**虫草花胶
炖乳鸽**

【配方】山药 50 克　巴戟天 20 克　枸杞 20 克　海参 400 克
　　　　红枣 20 粒　食盐适量

【功效】益肾强精。

枸杞山药海参汤

【制作】1. 将山药、巴戟天、枸杞、海参、红枣洗净。

　　　　2. 海参切块，与上述材料一起放入炖锅，加入适量
　　　　　水分，隔水炖煮 3 小时，加食盐调味即成。

【食法】可作佐餐。

【配方】山药 500 克　枸杞子 100 克　莲子 30 克
　　　　羊肉 500 克　食盐适量

【功效】壮阳益精。

羊肉炖山药

【制作】1. 将羊肉洗净；山药洗净，切片；枸杞子、莲子洗净。

　　　　2. 将羊肉煲汤至肉烂，加入山药、枸杞子、莲子文
　　　　　火炖 30 分钟，加入盐调味即成。

【食法】佐餐食用。

【配方】山药 50 克　枸杞子 10 克　红枣 10 粒　百合 15 克
　　　　甲鱼 1 只　食盐适量

【功效】补养肝肾。适用于肾虚遗精、早泄等症。

枸杞甲鱼汤

【制作】1. 将甲鱼去内脏洗净切块，再用开水去血水后沥干。

　　　　2. 将上述材料洗净后，全部放入炖锅内，加入适量
　　　　　水分，以小火慢炖 3 小时，加食盐调味即成。

【食法】可作佐餐。

羊脊骨羹

【配方】肉苁蓉 50 克　杜仲 10 克　羊脊骨 1 具　葱末 5 克　草果 5 克　精盐、胡椒粉适量

【功效】补肾益精，强筋骨。适用于肾虚引起的腰膝无力、阳痿等症。

【制作】1.将羊脊骨洗净，放入沸水中焯一下，捞出洗净；肉苁蓉、杜仲洗净；葱切成末。

2.锅中放入羊脊骨，注入适量清水，煮至羊肉离骨；捞出，拆下羊肉，捅出脊髓，切碎，放入锅中；加入肉苁蓉、杜仲、葱、盐、草果，煮一段时间加入胡椒粉、食盐调味，拣去肉苁蓉、草果，盛入碗中即成。

【食法】佐餐食用。

牡蛎参芪炖雄鸡

【配方】牡蛎 15 克　党参 10 克　黄芪 5 克　干姜 15 克　雄鸡 1 只　料酒 10 克　精盐 4 克　味精 3 克　胡椒粉 3 克　姜 5 克　葱 10 克　上汤适量

【功效】补肾壮阳。

【制作】1.将干姜洗净，切片；牡蛎煅后，研成粉；鸡宰杀后，去毛桩、内脏及爪，入沸水锅内汆去血水；姜切片，葱切段。

2.将干姜片、牡蛎粉、黄芪、党参、鸡、姜、葱、料酒、上汤同放炖锅内，先置武火上烧沸，再用文火炖 2 小时，最后加入精盐、味精、胡椒粉即成。

【食法】每日 1 次，可佐餐食用。

【配方】鹿茸粉6克　海马20克　水发海参50克　大虾50克
　　　　水发干贝50克　鸡肉50克　火腿10克　精盐2克
　　　　味精2克　水发口蘑10克　冬笋10克　豌豆10克
　　　　熟鸡脯肉50克　鸡蛋清1个　料酒10克　芡粉25克
　　　　鸡油15克　上汤适量

【功效】补益气血，温壮元阳，强健筋骨，益精填髓。

【制作】1.将鸡肉砸成泥，放入碗内，加入蛋清、上汤、味精、
　　　　　精盐搅匀。

海鲜
鹿茸羹

　　　　2.将海参、大虾、熟鸡脯肉切成块；火腿、口蘑、
　　　　　冬笋切成块；干贝撕开。

　　　　3.炒锅内放入清水，烧至微沸时，将鸡肉泥挤成大
　　　　　小均匀的鸡丸，氽熟捞出；将海参、大虾用开水
　　　　　焯后，控干水分。

　　　　4.炒锅内放入上汤，烧沸后下人鸡丸、海参、海马、
　　　　　大虾、熟鸡肉、干贝、火腿、豌豆、口蘑、冬笋，
　　　　　再烧沸后，加入精盐、料酒，撇净浮沫，放入味
　　　　　精、鹿茸粉，用芡粉勾芡；淋上鸡油，盛放汤碗
　　　　　内即成。

【食法】佐餐食用。

【配方】芡实50克　莲子50克　桂圆肉30克　白糖适量

【功效】固肾补脾。适用于遗精、早泄等症。

芡实
莲子羹

【制作】将芡实、莲子、桂圆肉洗净，放入锅内，加水适量煮沸，
　　　　改为小火煮至熟烂，调入白糖，出锅即成。

【食法】佐餐食用。

【配方】核桃仁 20 克　韭菜 100 克　鲜蚝肉 50 克　姜 10 克
　　　料酒 10 克　酱油 10 克　葱 10 克　精盐 3 克　味精 2 克
　　　素油 50 克

【功效】补肾壮阳。

韭菜炒鲜蚝

【制作】1. 核桃仁炸香，待用；韭菜洗净，切成段；鲜蚝肉
　　　　　洗净，切细丝；姜、葱切丝。

　　　　2. 将炒锅置武火上烧热，加入素油，烧至六成热时，
　　　　　投入姜、葱爆香，加入鲜蚝肉、韭菜、酱油、料
　　　　　酒、精盐、味精，炒熟即成。

【食法】每日 1 次，可佐餐食用。

【配方】海马 10 克　巴戟天 10 克　黄芪 10 克　甘草 3 克
　　　海龙 10 克　虾仁 30 克　公鸡 1 只　姜 5 克　味精 3 克
　　　料酒 10 克　胡椒粉 3 克　味精 3 克　盐 5 克
　　　水豆粉 25 克　清汤 3 克　白酒、葱、姜适量

【功效】温中壮阳，益气补精。

益气补精童子鸡

【制作】1. 将子公鸡宰杀后，除尽毛桩，洗净，剁去爪、膀，
　　　　　剖腹除去内脏，洗净，放入沸水锅内焯去血水捞起；
　　　　　剁块，装入碗内。

　　　　2. 将海马、海龙、虾仁、黄芪、巴戟天用温水洗净，
　　　　　海马、海龙用白酒泡 30 分钟，放入鸡肉碗上，加
　　　　　葱、姜（配料用一半，味精暂不用），清汤适量，
　　　　　上笼蒸熟烂。

　　　　3. 将鸡肉出笼后，拣去葱段、姜块，把鸡肉放入碗中，
　　　　　原汤倒入锅内，调入剩下的调料，用武火烧沸，打
　　　　　去浮沫，入豆粉勾芡收汁，浇在鸡肉面上即成。

【食法】每日 1 次，佐餐食用。

【配方】枸杞子 20 克　党参 10 克　百合 20 克　莴笋 100 克　猪瘦肉 250 克　素油 35 克　黑木耳 20 克　料酒 10 克　水豆粉 25 克　味精、盐、葱、白糖、酱油、姜适量

【功效】滋肝补肾，抗老益寿。

【制作】1.将瘦肉洗净，切丝；莴苣去皮，洗净，切丝；黑木耳用温水发 30 分钟，去蒂头、杂质，撕成瓣状；枸杞子洗净，去果柄、杂质；姜切片，葱切段。

2.将肉丝放入碗内，加入水豆粉、酱油、料酒、姜、葱挂浆。

3.将炒锅置武火上烧热，加入素油、党参，烧六成热时，下姜、葱爆香，随即下入肉丝，炒变色，下入料酒，黑木耳、莴苣丝、百合、枸杞子、盐、味精、白糖炒熟即成。

【食法】每日 1 次，佐餐食用。

**党参
枸杞肉丝**

【配方】女贞子 20 克　枸杞子 30 克　核桃仁 50 克　炒莲子、炒大枣、白酒、蜂蜜适量

【功效】补益肝肾。适用于因肾精亏虚引起的脑髓不充、失眠健忘、头晕耳鸣等症状。

【制作】将核桃仁、枸杞子、女贞子、炒莲子、炒大枣装瓶或罐内，加入低度白酒，酒应超过中药约 3 厘米，每天搅动 1 次，半月后酌加蜂蜜，每天适量饮用。

【食法】佐餐食用。

**枸杞女贞
核桃仁**

【配方】锁阳 10 克　熟五花猪肉 300 克　鸽蛋 10 个
八角 1 粒　素油 35 克　鸡汤 250 克　葱 6 克
酱油 50 克　姜、花椒、湿淀粉适量

【功效】补肾壮阳。

【制作】1.把熟五花肉皮面抹上糖色，用熟油炸成金黄色时，取出切片，放在大碗内。

2.将鸽蛋煮熟去壳，炸成金黄色时，将鸽蛋码在碗内肉片周围，把锁阳润透切片，放在鸽蛋周围，加上葱、姜块、花椒、八角、酱油、鸡汤，上屉蒸熟透取出，控净汤，取出葱、姜、花椒、八角，扣在盘内，把汤放在勺里，用湿淀粉勾汁液薄芡，浇在上面即成。

【食法】每日 1 次，佐餐食用。

锁阳鸽蛋

【配方】冬虫夏草 20 克　红枣 15 粒　党参 15 克　活甲鱼 1 只
盐、葱、姜、蒜、鸡清汤、料酒适量

【功效】滋阴益气，补肾固精。

【制作】1.将甲鱼切成 4 大块，放入锅中煮沸，捞出，割开四肢，剥去腿油，洗净。

2.虫草洗净；红枣、党参用水浸泡。

3.甲鱼放入汤碗中，上放虫草、红枣、党参，加料酒、盐、葱段、姜片、蒜瓣和清鸡汤，上笼隔水蒸 2 小时，取出，拣去葱、姜即成。

【食法】每日 2 次，佐餐食。

**虫草红枣
炖甲鱼**

【配方】鹿鞭 30 克　杜仲 10 克　百合 20 克　小茴香 2 粒
子公鸡 1 只　花椒水 25 克　姜 10 克　料酒 10 克
鸡汤 200 克　素油 100 克　葱段 50 克　酱油 15 克
植物油、味精、盐、淀粉适量

【功效】补肾壮阳，益精填髓。

【制作】1. 把子公鸡宰杀后，去毛桩、内脏及爪，从脊背处
劈开，掰离胸骨，把水用洁净布揾干。

鹿鞭
杜仲蒸鸡

2. 炒锅内放素油，烧至六成热时，把鸡放入油内，
炸至深红色时捞出，放在碗里；把葱、姜、盐、
料酒、味精、花椒水、制过的鹿鞭、杜仲、百合、
酱油、小茴香放入鸡碗内，添汤，上屉蒸透取出。
把汤放在碗内，除去葱、姜，把鸡扣在盘里。

3. 炒锅内放素油，把葱段放入锅内，煸炒至金黄色
时，把鸡汤倒入锅内，加味精，用淀粉勾芡，淋
上明油，浇在鸡身上即成

【食法】每日 1 次，佐餐食用。

【配方】首乌 50 克　黄芪 5 克　虫草 5 克　党参 10 克
鸡蛋 2 个

【功效】补肝益肾，补益精血。适用于血虚体弱、须发早白、
遗精、脱发、血虚便秘等症。

黄芪虫草
煮鸡蛋

【制作】首乌、黄芪、虫草、党参、鸡蛋加水同煮，蛋剥去
壳再煮片刻即成。

【食法】吃蛋饮汤每日 1 次。

菟丝海参

【配方】菟丝子 15 克　沙苑子 15 克　枸杞子 20 克　盐 4 克
水发海参 300 克　鸡脯肉 100 克　火腿 5 克
黄瓜皮 2 克　鸡蛋清 1 个　味精 3 克　面粉 10 克
鸡汤 500 克　料酒适量

【功效】补肾壮阳，益肝明目。

【制作】1.将水发海参顶刀片成大薄片，用开水焯一下，捞
出控净水分，再用刀改成蝴蝶翅形状，摆在盘内，
用洁布擦干水分，中间放一点儿面粉；鸡脯肉砸
成细泥，加上蛋清、精盐、料酒、味精、鸡汤，
调成泥状；把鸡泥抹在海参片中间，一头粗一头
细成蝴蝶腹形状，再用火腿、黄瓜皮点成花样，
用小个豌豆做蝴蝶眼睛，用鱼翅针做蝴蝶须，上
屉蒸熟取出，盛在汤盘内。

2.炒锅内放鸡汤、菟丝子粉、盐、沙苑子粉、枸
杞子、料酒、味精，开锅后打净浮沫，浇在盘
内即成。

【食法】每日 1 次，佐餐食用。

沙苑炖鲤鱼

【配方】沙苑子 30 克　肉苁蓉 20 克　巴戟天 20 克
枸杞子 15 克　公鲤鱼 500 克　生姜 25 克
精盐、味精适量

【功效】壮阳益精。

【制作】将鲤鱼剖腹去脏，注意保留鲤鱼精囊（即雄性精子，
为囊形白色浆状物），洗净后，将上药及清水二大碗，
共炖熟，弃药渣，食肉饮汤。

【食法】食肉饮汤，每周服 2~3 剂。

杞鞭猴头海参

【配方】牛鞭 50 克　枸杞子 20 克　发好猴头蘑 300 克
　　　　水发海参 200 克　花椒水 5 克　湿淀粉 25 克
　　　　盐 3 克　味精 3 克　面粉 10 克　鸡汤 250 克
　　　　素油 50 克　酱油 15 克　料酒 10 克　白糖 3 克
　　　　姜 5 克　葱 10 克

【功效】补肾壮阳。

【制作】1.将枸杞子洗净，去果柄、杂质；牛鞭用温水发胀，
　　　　　　顺尿道破开，剥去内皮，切段。

　　　　2.将猴头菇洗干净，撕成条，海参顺切成3条，姜
　　　　　　切块，葱切段。

　　　　3.炒锅内放入开水，将海参焯透捞出，控干水分；
　　　　　　把海参同猴头菇并列整齐地顺着码好，装入盘内。

　　　　4.炒锅内放入底油，烧热时，放入姜、葱、酱油炝
　　　　　　锅，添入汤，加入料酒、花椒水、白糖、味精，
　　　　　　取出葱、姜块，放入摆好的海参、枸杞、熟牛鞭、
　　　　　　猴头菇，用文火煨5分钟，用湿淀粉勾芡，淋明
　　　　　　油，翻锅后盛入盘内即成。

【食法】每日 1 次，佐餐食用。

二仙烧羊肉

【配方】仙茅 15 克　仙灵脾 15 克　黄精 10 克　生姜 15 克
　　　　羊肉 250 克　味精、精盐适量

【功效】温补肾阳。

【制作】前四味装纱布袋中，扎口；羊肉切片，同药袋共煮
　　　　至羊肉熟烂，去药袋，加盐、味精调味。

【食法】食肉饮汤，每日 2 次。

【配方】鹿茸粉 6 克　枸杞子 20 克　桂圆肉 10 克　虾仁 10 克
　　　　冬笋 250 克　湿淀粉 15 克　湿淀粉 15 克　酱油 15 克
　　　　鸡汤 100 克　素油 40 克　料酒 10 克　味精、白糖、
　　　　盐适量

【功效】补益气血，益精填髓，强壮筋骨。

【制作】1.将鹿茸烘干，研成细粉备用；把虾仁放入碗中，
　　　　　用凉水洗去泥沙，用热水泡洗，捞出，沥干水分；
　　　　　将冬笋切成段。

鹿茸
枸杞烧虾

　　　　2. 炒锅内放入油，烧六成热时，放入虾仁炸一下，
　　　　　放冬笋煸炒，加入枸杞子、酱油、盐、鹿茸粉、
　　　　　桂圆肉、料酒、白糖、味精，添入汤，用文火煨 3
　　　　　分钟，用湿淀粉勾芡，淋上油上盘即成。

【食法】每日 1 次，佐餐食用。

【配方】核桃仁 200 克　荸荠 150 克　老鸭 1 只　鸡肉泥 100 克
　　　　油菜末、精盐、葱、姜、鸡蛋清、料酒、湿玉米粉、
　　　　味精、花生油适量

【功效】补肾固精，温肺定喘。

【制作】1.将老鸭宰杀，去毛，开膛去内脏，洗净，用开水
　　　　　氽一下，装入盆内，加葱、姜、盐、料酒少许，
　　　　　上笼蒸熟透取出晾凉后去骨，切成两块，用鸡肉泥、
　　　　　鸡蛋清、湿玉米粉、味精、料酒、盐调成糊，核桃仁、

核桃仁
鸭子

　　　　　荸荠剁碎，加入糊内，淋在鸭子内膛肉上。

　　　　2.把油放入锅内，油热时入鸭肉炸酥，捞出沥去余
　　　　　油，切成长块，摆在盘内，四周撒此油菜末即可。

【食法】佐餐使用。

【配方】虫草 10 克　水发猴头蘑 250 克　鸡脯肉 100 克
　　　　火腿末 15 克　猪肉 25 克　水发海米末 2 克
　　　　鸡蛋 5 个　鸡蛋清 3 个　香菜末 5 克　葱 10 克
　　　　姜 3 克　湿淀粉 20 克　鸡汤 200 克　白酒、精盐、
　　　　味精、料酒、花椒油适量

【功效】补肺益肾，止咳平喘。

【制作】1.将虫草用白酒浸泡 2 小时，洗净泥沙；把猴头蘑
　　　　　洗净，切成薄片，再用 1 个蛋清和湿淀粉拌匀；
　　　　　锅内放入素油，烧至六成热时，放入拌好的猴头
　　　　　蘑和虫草，滑好捞出，摆在碗内，加精盐、味精、
　　　　　料酒，上笼屉蒸 10 分钟取出。

　　　　2.把 5 个鸡蛋煮熟，捞入凉水中，泡 5 分钟，剥去
　　　　　壳，切成橘子瓣形（每个蛋切 6 块），取出蛋黄；
　　　　　鸡脯肉和猪肉剁成细泥，放入味精、精盐、姜、
　　　　　葱末、鸡汤、鸡蛋清（2 个）调好，抹在每个荷花
　　　　　蛋上，再放上海米末，用火腿、香菜末点缀一下，
　　　　　上屉蒸熟取出；将蒸好的猴头蘑、虫草扣在盘当
　　　　　中，再把蒸好的荷花蛋摆在猴头蘑、虫草的周围。

　　　　3.锅内放入油，油热时，用姜、葱块炝锅，添上鸡
　　　　　汤，放入精盐、味精、料酒，捞出葱、姜块，用
　　　　　湿淀粉勾芡，淋上花椒油，浇在猴头蘑、虫草、
　　　　　荷花蛋上即成。

【食法】每日 1 次，可佐餐食用。

虫草
猴头蘑

【配方】雄鸡 1 只　豇豆 150 克　空心菜 150 克　盐、葱适量

【功效】健脾，补肾，利水。

【制作】鸡宰杀洗净，切块，与豇豆、空心菜同炖，加盐、
　　　　葱调味即成，食肉吃菜。

【食法】佐餐食用。

豇豆
炖鸡肉

巴戟天花篮

【配方】巴戟天 15 克　猪肉 25 克　熟火腿 15 克　净虾仁 150 克　冬笋 40 克　水发香菇 12 个　香菜 15 克　鸡油 25 克　蛋清 1 个　精盐 2 克　味精 2 克　湿淀粉 15 克　鸡汤 250 克　花椒水 15 克　料酒 10 克

【功效】温补肾阳，强壮筋骨。

【制作】1. 巴戟天去内硬梗，切段，烘干，研成细粉；猪肉去皮，洗净，切成条块和虾仁一起用刀剁成细泥，放入碗内，加入蛋清、鸡汤、巴戟天粉、料酒、花椒水、味精、精盐用筷子搅匀。

2. 把冬笋切块，并切成圆筒形状共 12 个，筒内抹入 8 成满的虾泥，摆在盘内；水发香菇洗净，去蒂把，抹上虾泥，放在冬笋上面；火腿切成末，撒在香菇内的虾泥上，将香菜梗（5 克）切成末撒在香菇上，上屉内蒸透取出；将香菜梗（10 克）做成弧形，两头插在香菇的两侧，形成篮梁。

3. 炒锅内放入鸡汤、精盐、味精、料酒、花椒水，汤开后，用湿淀粉勾芡，淋点鸡油，浇在香菇上即成。

【食法】每日 1 次，可佐餐食用。

莲子茯苓散

【配方】茯苓 90 克　莲子 90 克　芡实 90 克

【功效】补益脾肾，固精安神。

【制作】三味共研末。

【食法】每服 15 克，每日 2 次。在每两餐之间空腹时用温开水送服。

男科疾病食疗药膳

【配方】熟地黄 10 克　生龙骨 30 克　怀牛膝 15 克　桂枝 9 克
　　　　白芍 9 克　生甘草 6 克　大枣 8 枚　生姜 10 克
　　　　鲜牡蛎肉 300 克　胡椒粉 3 克　料酒 10 克　葱 10 克
　　　　姜 5 克　鸡油 25 克　味精、盐适量

【功效】滋阴补肾。

熟地黄炖牡蛎

【制作】1. 将以上药物洗净，放入锅内，加水 1500 毫升，煎
　　　　　煮 25 分钟，停火，过滤去碴，留汁液。

　　　　2. 将汁液放炖锅内，加入牡蛎肉、姜、葱、料酒，
　　　　　置武火烧沸，再用文火炖煮 25 分钟，加入盐、味
　　　　　精、鸡油、胡椒粉即成。

【食法】每日 1 次，佐餐食用。

【配方】熟地黄 20 克　茯苓 20 克　泽泻 15 克　山药 20 克
　　　　山茱萸 15 克　牡丹皮 9 克　大枣 15 枚　乌鸡 1 只
　　　　葱 10 克　姜 5 克　料酒 10 克　上汤 2000 毫升
　　　　盐、味精适量

【功效】补肾助阳。

熟地黄炖乌鸡

【制作】1. 将以上药物洗净，装入纱布袋内，扎紧口，待用。

　　　　2. 将乌鸡宰杀后，去毛桩、内脏及爪；姜拍松，葱
　　　　　切段。

　　　　3. 将药袋、乌鸡、姜、葱、料酒放入炖锅内，加入
　　　　　上汤，置武火上烧沸，再用文火炖煮 35 分钟，加
　　　　　入盐、味精即成

【食法】每日 1 次，佐餐食用。

【配方】何首乌 50 克　黄精 20 克　三黄母鸡 1000 克
　　　　料酒、精盐、麻油、生姜片适量

【功效】大补肾气。

【制作】1.活三黄母鸡常法宰杀，去皮，去肠杂，洗净；何
　　　　　首乌、黄精研碎，装入纱布袋中，填入鸡腹。

　　　　2.鸡入砂锅，加清水至淹没鸡体，文火煨至肉熟，
　　　　　取出首乌袋，再加入料酒、细盐、生姜、麻油等
　　　　　调料，文火再炖 30 分钟即成。

【食法】佐餐食用。

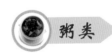

粥 类

【配方】肉苁蓉 15 克　陈皮 3 克　草果 1 个　荜菝 6 克
　　　　白羊肾 2 只　羊脂 15 克　胡椒 6 克　面片 200 克
　　　　姜 4 克　葱 6 克　料酒 6 克　精盐 3 克　味精 2 克
　　　　上汤适量

【功效】补气血，固腰肾。

【制作】1.将所备药物炮制好后，放入砂锅内，加水煮 30 分
　　　　　钟后停火、过滤、去渣，留药液；白羊肾洗净，
　　　　　一切两半，除去白色臊腺，切成片；姜切片，葱
　　　　　切段。

　　　　2.将药液、羊肾、姜、葱、料酒、上汤同放炖锅，
　　　　　先置武火上烧沸，再改用文火煮 30 分钟，最后加
　　　　　入胡椒、精盐、味精，烧沸，下面片，煮熟即成。

【食法】每日 1 次，正餐食用。

【配方】银耳 30 克　百合 30 克　莲子 20 克　粳米 50 克

【功效】滋阴壮水。适用于阳痿、遗精、早泄、男性不育症、属阴虚火旺、五心烦热、腰膝酸软、头晕健忘、精液量少而稀、形体消瘦、夜寐不安等症。

银耳 百合粥

【制作】银耳、百合、莲子冲洗干净，放入锅中，加清水 1000 毫升，再加粳米，置于武火煮开 5 分钟，改文火煮 30 分钟熬至米软烂成粥即可。

【食法】趁热食用。

【配方】荠菜 50 克　粳米 50 克

【功效】清热利湿。适用于阳痿、遗精、早泄、属湿热下注、肝经湿热型、遗精梦多、伴小便短赤等症。

荠菜米粥

【制作】荠菜洗净，切碎，置锅中，加清水 500 毫升；加粳米，武火煮开 3 分钟，改文火煮 30 分钟至米熟烂成粥即可。

【食法】趁热食用。

【配方】芡实 50 克　山药 50 克　粳米 50 克　莲子 50 克　食盐、香油适量

【功效】补益脾肾，固精止遗。适用于脾肾两虚所致男子遗精滑泄。

芡实 山药粥

【制作】山药去皮切块，芡实打碎；两者同入锅中，加水适量煮粥，待粥熟后加香油、食盐即可。

【食法】每晚温热服食。

芡实茯苓粥

【配方】芡实 15 克　茯苓 15 克　莲子 15 克　大米 50 克

【功效】补肾益气，固精缩尿。适用于肾虚气弱、小便不禁、尿液混浊等症。

【制作】1. 大米淘洗干净。

2. 芡实、茯苓、莲子捣碎，加适量水，煎至软烂。

3. 加入大米，继续煮烂成粥即可。

【食法】一日分顿服用，连吃数日。

桂圆肉米粥

【配方】桂圆肉 80 克　粳米 50 克

【功效】补中益气，温养心脾。适用于阳痿、早泄、遗精、心脾亏虚、气不摄精、伴失眠、神倦乏力、心悸怔忡、失眠多梦、气短少言等症。

【制作】桂圆肉去核，用清水冲洗干净，撕碎，放入锅中，加清水 700 毫升，加粳米，武火煮开 5 分钟，改文火煮 30 分钟至米软烂成粥即可。

【食法】趁热分次食用。

莲子茱萸山药粥

【配方】莲子 30 克　山茱萸 15 克　山药 30 克　芡实 20 克　粳米 60 克　白糖少许

【功效】补益肝肾，涩精止遗。

【制作】将山茱萸去核洗净，莲子、芡实、山药洗净，与粳米同入砂锅煮粥，待粥将成时，加入白糖稍煮即成。

【食法】1 日分 2 次食用。3~5 天为一疗程，病愈即可停服。

枸杞羊肉粥

【配方】枸杞 50 克　羊肾 1 只　羊肉 100 克　粳米 100 克　葱白 2 根　食盐适量

【功效】滋补肾阳，补益肾气。适用于肾虚劳损所致的阳痿、腰脊疼痛、尿频或遗尿等症。

【制作】将羊肾切细，羊肉切碎，枸杞煎汁去渣，同羊肉、羊肾、粳米、葱白一起煮粥，煮烂后加入食盐调味即成。

【食法】每日 1~2 次，温热服，可作正餐食用。

枸杞山药羊肾粥

【配方】芡实 20 克　山药 50 克　枸杞叶 250 克　莲子 50 克　羊肉 60 克　羊肾 1 个　粳米 60 克　葱白 2 根　盐适量

【功效】温肾壮阳，补益精血。适用于肾虚劳损、阳气衰败、腰脊冷痛、脚膝软弱、夜频尿多、阳痿等症。

【制作】将新鲜羊肾剖开，去内筋膜，洗净，切细；羊肉洗净切碎；煮枸杞叶汁液，去渣；然后同羊肾、羊肉、芡实、莲子、粳米、葱白一起煮粥；待粥成后，入盐少许，稍煮即可。

【食法】每日早晚服用。

鹿角胶粥

【配方】鹿角胶 15 克　粳米 100 克　生姜 3 片

【功效】补肾壮阳，益精补血。主治肾气不足、虚劳羸弱、腰膝酸痛、阳痿早泄、遗精等症。

【制作】先煮粳米做粥，沸后，加入鹿角胶、生姜同煮成粥。

【食法】可间断食用一个时期。

干山药片粥

【配方】干山药片 50 克　补骨脂 10 克　吴茱萸 5 克　粳米 60 克　莲子 30 克

【功效】温补脾肾。适用于脾肾阳虚所致的慢性肾炎等病症。

【制作】将以上药味依常法同煮做粥。

【食法】早晚餐服食,可常服。

鸡肝韭籽粥

【配方】韭菜籽 15 克　鸡肝 30 克　粳米 50 克　食盐适量

【功效】补肾益精,温壮肾阳。适用于阳痿者。

【制作】1.将鸡肝去胆,洗净后切细。

2.将韭菜籽淘洗净,沥干;也可用鲜韭菜 100 克洗净后切细。

3.先用粳米煮粥,待粥快熟时下韭菜籽、鸡肝、盐,煮至粥熟即成。

【食法】早晚各食用 1 次。

核桃仁粥

【配方】核桃仁 50 克　莲子 30 克　粳米 50 克　百合 20 克

【功效】补益脾胃,补肾固精。适用于肺肾两虚、气短咳喘、腰膝酸痛、脚腿无力、失眠健忘等症。常服可延年益寿。

【制作】将核桃仁洗净捣碎,将莲子、粳米洗净,一同入锅,加水 500 克,先用武火烧开,再转用文火熬煮成稀粥。

【食法】温热食用,早晚各服 1 次。凡痰热咳嗽,便溏腹泻者均不宜服用。

羊肉生姜粥

【配方】山药 20 克　核桃仁 20 克　粳米 30 克　羊肉 200 克　生姜 10 克　食盐适量

【功效】温补肾阳，补中益气。

【制作】将羊肉洗净，去掉血水，切成小块；羊肉、山药、生姜、核桃仁、粳米一起入锅，加水同煮成粥。

【食法】作早、晚餐温热服用。以秋冬季服食为宜。

猪肾粥

【配方】粳米 50 克　猪肾 2 枚　五香粉、生姜、盐、葱白适量

【功效】补肾强腰。适用于老年人肾气不足引起的腰膝酸软疼痛、步履艰难、耳聋等症。

【制作】将猪肾洗净，去筋膜，切细，粳米淘洗干净，同入锅内煮成粥，将熟时，加入葱、姜、盐及五香粉调之。

【食法】作早餐食之。

海参粥

【配方】海参 50 克　粳米 100 克　葱、姜、食盐适量

【功效】补肾益精，滋阴补血。适用于肾虚阴亏所致的体质虚弱、腰膝酸软、失眠盗汗等。

【制作】1.将海参泡发，剖开腹部，挖去内肠，刮洗干净，切碎，加水煮烂。

2.粳米淘洗干净，与海参一并放在砂锅内；加入清水，先用武火煮沸，再用文火煎熬20~30分钟，以米熟烂为度；加少许葱、姜、食盐调味即可。

【食法】早晨空腹食用。

韭菜粳米粥

【配方】山药 40 克　鲜韭菜 50 克　粳米 100 克　精盐适量

【功效】温肾助阳。

【制作】将新鲜韭菜、山药洗净，切细；粳米煮为粥，待粥沸后，加入韭菜、山药、精盐同煮成稀粥即可。

【食法】可作早餐或夜宵食用

金樱子粥

【配方】金樱子 30 克　山药 20 克　菟丝子 10 克　粳米 50 克　精盐适量

【功效】益肾固精。适用于肾虚精关不固的滑精、早泄等症。

【制作】1.先将金樱子、山药、菟丝子洗净，一同放入锅内煎取药汁，滤去药渣。

　　　　2.将药汁、粳米加适量水一并煮粥，待粥成时加入精盐调味即可。

【食法】做早餐食用。

苁蓉羊腰粥

【配方】肉苁蓉 10 克　锁阳 10 克　粳米 100 克　羊腰 1 个

【功效】补肾助阳，益精通便。适用于中老年人肾阳虚衰所致的畏寒肢冷、腰膝冷痛、小便频数、夜间多尿等。

【制作】将羊腰去内膜，切碎，加入肉苁蓉、锁阳、粳米同煮成粥。

【食法】早晨空腹食用。

男科疾病食疗药膳

枸杞猪腰粥

【配方】枸杞子 10 克　百合 20 克　猪肾 1 个　粳米 100 克
　　　　食盐、姜、葱适量

【功效】益肾阴，补肾阳，固精强腰。适用于肾虚劳损所致
　　　　的腰脊疼痛、腰膝酸软、腿足萎弱、头晕耳鸣等。

【制作】将所有原料洗净，放入锅中，同煮成粥。

【食法】早晨空腹食用。

食栗补肾方

【配方】陈皮 6 克　生栗子 250 克　核桃仁 20 克　猪肾 1 个
　　　　粳米 250 克　食盐 2 克

【功效】补肾健骨，补脾强身。适用于肾虚腰痛、脚软、小
　　　　便频数等症。

【制作】1.鲜板栗洗净；猪肾洗净后撕去筋膜，剖成两半，
　　　　　片去腰臊，切块。
　　　　2.陈皮洗净待用；粳米淘洗干净，同猪肾陈皮、花
　　　　　椒、栗子、核桃仁一起下锅，加入清水约 2500 毫
　　　　　升，置中火上文火煨成粥；煮成之后将陈皮挑出，
　　　　　放入食盐调味。

【食法】以上配方制作一次分两次食用，佐餐食用

菟丝枸杞粥

【配方】菟丝子 25 克　枸杞子 10 克　粳米 100 克　白糖适量

【功效】补肾益精，养肝明目。

【制作】将菟丝子、枸杞子洗净后捣碎，加水煎取汁，去渣后，
　　　　入米煮粥，粥将成时加入白糖，稍煮即成。

【食法】佐餐食用。

山药鹿茸粥

【配方】山药 20 克　鹿茸 6 克　大米 100 克　姜、葱、精盐适量

【功效】补脾胃，壮元阳。

【制作】1. 山药浸泡 12 小时，切成薄片；鹿茸烘干，研成细粉；姜切片，葱切花；大米淘洗干净。

2. 将大米、山药片、清水同放锅内，先置武火上烧沸，再改用文火煮至成粥，最后加入精盐、姜片、葱花，撒入鹿茸粉搅匀调味即成。

【食法】每日 1 次，正餐食用。

锁阳壮阳粥

【配方】锁阳 10 克　百合 10 克　羊肉 100 克　大米 100 克

【功效】温阳补肾。适合于肾阳不足所致腰膝酸软、畏寒肢冷、阳痿等症。

【制作】将羊肉切细；先煎锁阳，去渣，入羊肉、百合、大米同煮为粥即可。

【食法】可作佐餐。

羊脊骨羊肾粥

【配方】羊脊骨 500 克　粳米 100 克　羊肾 1 个　生姜、精盐、葱适量

【功效】补肾壮阳，强筋健骨。

【制作】将羊脊骨剁碎，加适量的水，煮炖 4 小时，去骨取汤汁；羊肾切开，剔去筋膜，洗净切片，与羊脊骨汤及淘洗干净的粳米一同熬煮成稀粥，加葱、生姜、盐等调味。

【食法】每日服 1 剂，分数次食用。

鹌鹑麦冬粥

【配方】麦冬 10 克　菟丝子 35 克　覆盆子 15 克　葱白 3 克
　　　　枸杞子 25 克　鹌鹑 2 只　粳米 100 克　生姜 3 克
　　　　精盐少许

【功效】壮阳气，补精血，益肝肾，暖腰膝。

【制作】将菟丝子、覆盆子、麦冬、枸杞子洗净，一同放入砂锅内煎取药汁，去掉药渣；鹌鹑去毛及肠杂，洗净，用酒略炒，加入粳米、药汁、清水一并煮粥；将熟时，加入精盐、葱白、生姜，煮成稀粥即可。

【食法】可作早餐或夜宵食用。

苁蓉助阳粥

【配方】精羊肉 100 克　粳米 100 克　葱白 2 根　生姜 10 克
　　　　肉苁蓉 13 克　巴戟天 5 克　核桃仁 20 克　精盐适量

【功效】补肾助阳，健脾养胃，润肠通便。

【制作】将肉苁蓉、精羊肉洗净，切细，用砂锅煎肉苁蓉取汁，去渣，放入羊肉、粳米、巴戟天、核桃仁同煮，待煮沸后，加入精盐、生姜、葱白煮为稀粥即可。

【食法】可作早餐或夜宵食用。

鹿胶麦冬粥

【配方】鹿角胶 10 克　麦冬 10 克　粳米 100 克　生姜 10 克

【功效】补肾阳，益精血。

【制作】将粳米洗净，煮成粥，待沸后加入鹿角胶、麦冬、生姜同煮成稀粥即可。

【食法】可作早餐或夜宵食用。

熟地黄山药粥

【配方】熟地黄22克　山药40克　茴香3克　大枣10枚
　　　　茯苓20克　黄芪15克　红糖20克　粳米100克

【功效】补血滋阴，健脾益气，宁心安神。

【制作】将熟地黄、山药去皮洗净，茴香、大枣、茯苓、黄芪同入砂锅，加水煎取药汁去渣后加入淘洗干净的粳米，用旺火烧开后转用小火熬煮成稀粥，调入红糖即成

【食法】每日1次，口服1剂。

韭菜枸杞粥

【配方】枸杞子20克　莲子30克　百合20克　桑椹20克
　　　　韭菜子15克　粳米100克　白糖适量

【功效】滋阴，补肾，明目。

【制作】1.将所备药物洗净；粳米淘洗干净。
　　　　2.将粳米、枸杞子、莲子、百合、桑葚、韭菜子同放锅内，加水适量，先置武火上烧沸，再改用文火煮35分钟，最后加入白糖即成。

【食法】正餐食用，每日1次。

糯米山药粥

【配方】生山药50克　续断25克　杜仲25克　苎麻根25克
　　　　糯米100克

【功效】固肾益气。

【制作】将续断、苎麻根、杜仲煎液，去渣取汁，后入糯米及捣碎的山药，共煮为粥。

【食法】佐餐食用。

【配方】山药 40 克 肉苁蓉 30 克 菟丝子 3 克 羊脊骨 1 具
葱、生姜、精盐适量 粳米 100 克

【功效】补虚弱，益精气，强腰脊。

羊脊山药粥

【制作】将羊脊骨剁碎，菟丝子用布包好，与肉苁蓉、山药同放入砂锅中，加适量的水，煮炖 4 小时，取适量汤汁与淘洗干净的粳米一同熬煮成稀粥，可加葱、生姜、精盐等调味。

【食法】每口服 1 剂，分数次食用。

【配方】羊鞭 30 克 大米 150 克 精盐、葱适量

【功效】补肾壮阳。

羊鞭大米粥

【制作】1.将羊鞭用油沙炒炮成金黄色，用温水洗去泥沙；葱切段，大米淘洗干净。
2.将大米、羊鞭放入锅内，加入清水，先置武火上烧沸，再改用文火煮 60 分钟，最后加入葱花、精盐搅匀调味即成。

【食法】每日 1 次，正餐食用。

【配方】芡实 15 克 茯苓 10 克 莲子 20 克 粳米 100 克

【功效】益气促精。

芡实茯苓粥

【制作】将芡实、茯苓、莲子捣碎，加水适量，煎至软烂时，再加入淘净的粳米，继续煮烂成粥。

【食法】每周服 2~3 剂。

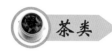
【配方】生核桃仁 50 克　炸核桃仁 100 克　山药 30 克
　　　　粳米 60 克　牛奶 200 毫升　白砂糖 10 克

【功效】补脾健肾。适用于虚弱劳损、肾虚喘咳、阳痿、遗精等症。

【制作】1.将粳米洗净后，用水浸泡 1 小时捞起，滤干水分，和生核桃仁、炸核桃仁、山药、牛奶、水拌匀磨细，再用纱布袋滤出细茸待用。

　　　　2.将锅内水烧沸，加入白糖，全溶化后，过滤去渣，再烧沸，将核桃仁茸慢慢倒入锅内，不断推动成露，待熟后，装入碗内即可

【食法】每日 1 次。

鲜奶玉露饮

【配方】桑寄生 15 克　制何首乌 15 克　黄精 15 克
　　　　生蒲黄 10 克

【功效】滋肾阴，降血脂。

【制作】1.将桑寄生切成段，制何首乌和黄精切成片，生蒲黄纱布包好。

　　　　2.将上药放入砂锅中，加入水 600 毫升，置武火上烧沸后再用小火煮 30 分钟，取第一次煎液 300 毫升；再加水 300 毫升，如上煎法，去渣，取第二次煎液 300 毫升。

　　　　3.合并两次煎液即成。

【食法】代茶饮，1 日 1 剂，连饮 3 个月。

滋肾防老茶

佛手栀子饮

【配方】佛手 50 克　栀子 30 克　甘草 5 克

【功效】疏肝解郁，调畅气机。适用于阳痿、属肝气郁结型、伴气躁易怒、胸胁痞闷等症。

【制作】佛手洗净，切成片；栀子、甘草洗净；同置锅中，加清水 500 毫升，武火煮开 3 分钟，改文火煮 30 分钟即可。

【食法】滤渣取汁，分次饮用。

金樱子茶

【配方】金樱子 10 克　菟丝子 10 克　怀牛膝 10 克　何首乌 50 克

【功效】固精缩尿。适用于遗精早泄，伴有腰酸膝软、眩晕、耳鸣等症状。

【制作】将金樱子去净子毛，洗净，捣碎；剩余药物洗净，同金樱子绒同放入锅中煎煮 30 分钟即成。

【食法】每日 1 剂，代茶频饮。

杞子枣仁饮

【配方】枸杞子 30 克　酸枣仁 30 克　桂圆肉 10 克

【功效】益肾宁神。适用于阳痿、属惊恐伤肾型、伴胆怯多疑、心悸失眠等症。

【制作】枸杞子、酸枣仁、桂圆肉分别洗净，置锅中，加清水 500 毫升，武火煮开 3 分钟，改文火煮 30 分钟。

【食法】滤渣取汁，经常饮用。

白梅玫瑰花茶

【配方】白梅 10 克　玫瑰花 10 克

【功效】疏肝理气。适用于阳痿、属肝气郁结型、伴精神郁闷、嗳气吐酸等症。

【制作】白梅、玫瑰花同置杯中，开水冲泡。

【食法】代茶饮用。

菟丝子茶

【配方】菟丝子 15 克　红枣 10 枚　枸杞子 10 克
　　　　何首乌 15 克　熟地黄 5 克

【功效】补肾固精，养肝明目。适用于肾虚阳痿、遗精早泄、肾虚之腰痛等症。

【制作】将以上药物洗净，置于锅中煎煮 30 分钟即可。

【食法】每日 1 剂，代茶频饮。

【注意】感冒、急性病期间不宜服用。

莲子桂圆饮

【配方】莲子 30 克　桂圆肉 310 克

【功效】益肾宁神。适用于阳痿，属惊恐伤肾型，伴失眠易惊，心悸等症。

【制作】莲子、桂圆肉分别洗净，置锅中，加清水 500 毫升，武火煮开 3 分钟，改文火煨炖 30 分钟即可。

【食法】代茶饮用。

覆盆桑椹茶

【配方】覆盆子 15 克　桑椹 10 枚　绿茶叶适量

【功效】益肾涩精。适用于遗精，小便频数，阳痿等症。

【制作】将上面 3 味泡茶。

【食法】代茶饮用。

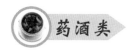

【配方】鹿茸 15 克　山药 60 克　白酒 1000 毫升

【功效】补肾壮阳，适用于阳痿、遗精、早泄；肾阳虚弱的遗尿、久泻、再生障碍性贫血及其他贫血症。

鹿茸山药酒

【制作】将鹿茸、山药与白酒共置于容器中，密封浸泡 7 天以上。

【食法】口服。每日临睡前饮 35 毫升。

【配方】人参 60 克　鹿茸 30 克　桂圆肉 30 克　熟附片 120 克
补骨脂 120 克　黄精 60 克　韭菜子 120 克　当归 60 克
淫羊藿 120 克　佛手 60 克　白酒 50 升　冬虫夏草 60 克
狗脊 120 克　枸杞子 120 克　金樱子肉 40 克
怀牛膝 120 克　灵芝 120 克

琼浆药酒

【功效】益肾壮阳，滋补气血。适用于肾阳虚损、精血耗伤、气血虚弱出现的腰酸腿软、四肢乏力、手足不温、精神不振、阳痿不举、阴囊湿冷、遗精早泄、腰酸寒冷等症。

【制作】将以上药物浸泡于白酒中 7 日以上。

【食法】口服。每次 10~15 毫升，每天 2 次。

鹿茸虫草酒

【配方】鹿茸片 20 克　冬虫夏草 90 克　高粱酒 1500 毫升

【功效】补肾壮阳。

【制作】将洗净的鹿茸片、冬虫夏草装入洗净的绢袋内，扎紧口，置于酒坛中，加入高粱酒，密封坛口；每日振摇 1 次，浸泡 10 日以上。

【食法】每晚服 20 毫升。

回春补益酒

【配方】仙茅 240 克　淫羊藿 240 克　南五加皮 240 克　米酒 1500 毫升

【功效】壮阳益精。

【制作】先以淫羊藿浸酒，贮存 21 天后，启封滤去渣，挤净，再以此酒浸透仙茅（仙茅要在前 1 日先以米泔水泡一宿）和五加皮 21 日。

【食法】每次 1 小杯，每周服 2~3 次。

壮阳益肾酒

【配方】蛤蚧 1 对　海马 10 克　鹿茸 10 克　红参 15 克　枸杞 50 克　淫羊藿 30 克　五味子 30 克　白酒 2500 毫升

【功效】补肾壮阳。肾阴虚阳亢者忌用。

【制作】将以上药物浸泡于白酒中 7 日。

【食法】口服。每日临睡前饮 35 毫升，2 个月为一疗程。

公鸡糯米酒

【配方】公鸡 1 只　糯米酒 500 毫升

【功效】补肾壮阳。

【制作】将公鸡去毛桩，洗净剁块，加油和少量盐炒熟，置于大碗内加入米酒，隔水蒸熟。

【食法】随意食用。

人参鹿茸酒

【配方】鹿茸 10 克　白糖 150 克　红参 20 克　当归 10 克白酒 1000 毫升

【功效】补气助阳，益肾填精。适用于肾精亏损、气血不足、阳痿以及更年期综合征。阴虚火旺及高血压病者忌用。

【制作】将上药切碎后研成粗末，用纱布袋装；用白酒 1000 毫升浸泡；14 日后取出药袋，压榨取液，将榨取液与浸出液混合，静置后过滤即得。

【食法】口服。每次 10~15 毫升，每天 2 次。

八珍酒

【配方】当归（酒洗）150 克　川芎 50 克　白芍（煨）100 克生地黄（酒洗）200 克　人参（去芦）50 克　白术（去芦，炒）150 克　白茯苓（去皮）100 克　糯米酒适量粉草（炙）75 克　五加皮（酒洗，晒干）400 克红枣（去核）200 克　核桃仁 200 克

【功效】养脏腑，调脾胃，助劳倦，补诸虚。

【制作】将全部药物浸于糯米酒中 7 日以上即可服用。

【食法】口服。每次 10~15 毫升，每天 2 次。

山枝根酒

【配方】山枝根皮 250 克　芡实 30 克　莲子 30 克
白酒 2500 克

【功效】补肺肾，祛风湿，活血通络。适用于肾虚遗精、前
列腺炎等症。

【制作】将山枝根皮洗净切碎，与芡实、莲子同置于容器中，
加入白酒，密封，浸泡 10 天后去渣，即成。

【食法】一日 2 次，每次 30 克。

板栗酒

【配方】板栗 500 克　杜仲 60 克　巴戟天 30 克
白酒 1000 克

【功效】补肾助阳，益脾胃。适用于阳痿滑精、精神不振、
不思饮食、体倦等症。

【制作】将板栗洗净拍碎，置于容器中，与杜仲、巴戟天同放，
加入白酒，密封，浸泡 7 日后去渣即成。

【食法】空腹饮服，每日 2 次，每次 10~25 克。

**壮腰
补肾酒**

【配方】巴戟天 60 克　杜仲 33 克　肉苁蓉 45 克　人参 25 克
鹿茸 18 克　蛤蚧 1 对　川续断 30 克　骨碎补 15 克
冰糖 75 克　白酒 1000 毫升

【功效】壮阳健腰补肾，适用于男子腰膝酸软乏力。高血压
者忌服。

【制作】上述主料浸泡于白酒中 1 个月。

【食法】每次 10~20 毫升。

补肾助阳酒

【配方】天冬（去心）10克　破故纸10克　肉苁蓉10克
　　　　牛膝10克　杜仲10克　淫羊藿45克　粉甘草10克
　　　　砂仁5克　白豆蔻5克　地骨皮30克　木香5克
　　　　丁香5克　川椒10克　当归30克　五加皮30克
　　　　红花50克　糯米6千克　酒曲米2千克　白酒10千克

【功效】温肾壮阳，强壮筋骨。

【制作】1.将糯米淘净，用水浸泡一昼夜，蒸熟，对入酒曲
　　　　　米2千克，再与天冬、破故纸、肉苁蓉、牛膝、
　　　　　杜仲、川椒、甘草、淫羊藿、当归、红花、五加皮、
　　　　　地骨皮诸药掺和均匀。

　　　　2.将上述原料同置纱布袋中，放入坛内，加入白酒，
　　　　　封口，17日后取澄清液，加入砂仁、木香、白豆
　　　　　蔻、丁香后煮6小时，再装入坛内，埋入土中3日
　　　　　即可饮用。

【食法】每日2次，每次1小杯。

多子酒

【配方】枸杞子250克　桂圆肉250克　核桃仁250克
　　　　茯苓20克　何首乌60克　红枣100克　白糖250克
　　　　烧酒7000克　糯米酒500克

【功效】补肾健脾，养血脉，抗衰老。适用于脾肾两虚、精
　　　　神萎靡、腰膝酸痛、阳痿早泄、精少不育等症。

【制作】将以上前6味入布袋，置于容器内，加入烧酒和糯
　　　　米酒，密封，浸泡21天后去药包即成。

【食法】日服2次，每次50克。

三子酒

【配方】菟丝子 100 克　覆盆子 100 克　韭菜籽 100 克
　　　　黄酒 2500 毫升

【功效】补肾益精。

【制作】以上药物炒熟、研细、混匀，加入黄酒浸泡 20 日。

【食法】每次 50 毫升，一日 2 次。

茴香酒

【配方】小茴香 30 克　肉苁蓉 20 克　菟丝子 20 克
　　　　巴戟天 20 克　白酒 500 克

【功效】补肾温阳，止遗。适用于遗尿、小腹不温、腰膝酸
　　　　困等症。

【制作】将以上 3 味加工研碎，入布袋，置容器中，加入白酒，
　　　　密封，每日振摇数下，浸泡 7 天后去渣，即成。

**二冬
二地酒**

【配方】菟丝子 120 克　肉苁蓉 120 克　天冬 60 克　泽泻 30 克
　　　　麦冬 60 克　生地黄 60 克　熟地黄 60 克　山药 60 克
　　　　杜仲（姜汁炒）60 克　巴戟天（去心）60 克
　　　　枸杞子 60 克　山茱萸 60 克　人参 60 克　白茯苓
　　　　60 克　五味子 60 克　覆盆子 45 克　牛膝 60 克
　　　　车前子 45 克　地骨皮 45 克　石菖蒲 30 克　远志肉
　　　　30 克　何首乌 60 克　川椒 30 克　白酒 3000 毫升

【功效】壮阳健腰补肾，适用于男子腰膝酸软乏力。

【制作】将以上药物共捣为粗末，用纱布包好，置于干净容
　　　　器内，用白酒浸泡 7~12 日即可。

【食法】每次空腹 1 小杯，早晚各 1 次。

参考文献

［1］石磊.药膳药酒百科大全［M］.石家庄：河北科学技术出版社，2006.

［2］韩阳.滋补药膳［M］.延边：延边大学出版社，2003.

［3］张文彦.对症药膳［M］.重庆：重庆出版社，2009.

［4］彭铭泉.补肾壮阳药膳与食疗［M］.广州：广东经济出版社，2004.

［5］刘正才.保健益寿药膳［M］.北京：人民军医出版社，2004.

［6］宋纯东.肾脏疾病病症药膳［M］.北京：人民军医出版社，2005.

［7］黄庆武.性保健药膳［M］.南昌：江西科学技术出版社，2005.

［8］汪少云.中华药膳［M］.天津：天津古籍出版社，2007.

［9］吴家镜.中华药膳大宝典［M］.广州：华南理工大学出版社，2002.

［10］郑大坤.男性性功能保健：中药疗法［M］.北京：中国医药科技出版社，2002.

［11］黄庆武.性保健药膳［M］.南昌：江西科学技术出版社，2005.

［12］王守国.居家小药膳［M］.福州：福建科学技术出版社，2005.

［13］郭晓江.常见病食疗小方［M］.南京：江苏科学技术出版社，2003.

［14］于明波.男性保健新知识［M］.北京：中国轻工业出版社，1996.

［15］夏翔. 家庭食养食补食疗全书［M］. 沈阳：辽宁科学技术出版社，2001.